现代实用医学技术与临床应用系列

XIANDAI YIXUE YINGXIANG ZHENDUAN JISHU

现代医学影像诊断技术

万钰磊　刘文慈　霍瑞芳

陈　明　陈燕璇　黎　羡　主编

中山大学出版社
SUN YAT-SEN UNIVERSITY PRESS
·广州·

图书在版编目（CIP）数据

现代医学影像诊断技术／万钰磊等主编. -- 广州：
中山大学出版社，2024.12. --（现代实用医学技术与临
床应用系列）. -- ISBN 978-7-306-08295-4

Ⅰ. R445

中国国家版本馆 CIP 数据核字第 20245B1L19 号

XIANDAI YIXUE YINGXIANG ZHENDUAN JISHU

出　版　人：王天琪
策划编辑：邓子华
责任编辑：邓子华
封面设计：曾　斌
责任校对：梁嘉璐
责任技编：靳晓虹
出版发行：中山大学出版社
电　　话：编辑部 020-84111996，84113349，84111997，84110779
　　　　　发行部 020-84111998，84111981，84111160
地　　址：广州市新港西路 135 号
邮　　编：510275　　　　　传　真：020-84036565
网　　址：http://www.zsup.com.cn　E-mail：zdcbs@mail.sysu.edu.cn
印　刷　者：广东虎彩云印刷有限公司
规　　格：787mm×1092mm　1/16　9.5 印张　240 千字
版次印次：2024 年 12 月第 1 版　　2024 年 12 月第 1 次印刷
定　　价：52.00 元

前言

医学影像学在疾病诊断和应用中发挥越来越重要的作用。医学影像学设备的发展使图像分辨率和诊断的准确率明显提高，医学影像诊断已从单一依靠形态变化进行诊断，发展为集形态、功能和代谢改变于一体的综合诊断。医学影像科室在进行诊断的同时也开展治疗，扩大了医学影像的应用范围。在这期间，各医学影像科室也得到迅速发展。医学影像学科以其独特的显像功能在临床诊断工作中发挥重要作用。

本书的作者从事医学影像科工作多年，具有丰富的临床经验和深厚的理论功底。本书介绍了消化系统疾病 X 线诊断、头颈部 CT 诊断、神经系统疾病 MRI 诊断、甲状腺及甲状旁腺超声诊断等内容，具有一定的创新性，为医学影像科医务工作者在处理相关问题时提供参考，可作为医学院校学生和基层医生的培训教材。

在本书编写过程中，由于时间紧迫、篇幅所限，本书内容虽经多次整理和调整，但可能仍存有不妥之处，恳请读者及同道指正，以便再版时进一步完善，谢谢。

编者
2024 年 3 月

目录

第一章

超声成像设备结构与原理

第一节　超声波

一、超声的定义

振源产生的振动在弹性媒质传播中形成机械波。声波作为机械波的一种，是机械能量在媒质中传播的一种运动形式。声波通过传声媒质——弹性媒质来传播。传声媒质主要有气体、液体和固体这 3 种不同的物体形态。

整个声波的频率范围很宽。根据频率范围，声波可分为次声波、可听声波、超声波和特超声波（图 1-1）。

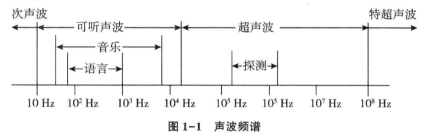

图 1-1　声波频谱

通常 20～20 000 Hz 的声波被称为可听声波。次声波一般指低于人耳听觉阈（20 Hz以下）的声波。高于人耳听觉阈（按听觉统计取听觉上限频率，即 20 000 Hz）的声波被称为超声波。高于超声波频率上限的超高频声波则被称为特超声波。

超声波已被广泛应用于医学。超声波的波长很短，频率很高，因而超声波具有一些独特的特性，如能量高、方向性好、在传播过程中发生有规律的变化等。这些特性均为医学超声成像奠定物理基础。

二、超声的物理量

（一）医用超声的频率和波长

在医学上，超声波可用于诊断、理疗、局部加温治癌等方面。用途不同，选用的超声频率也不同。即使同一用途，若诊断的对象不同，所选用的频率也不尽相同。作为机械波的一种，超声波也遵循波动规律。它的波长 λ、频率 f 与波速 v 存在以下关系：

$$v = f \cdot \lambda \ \text{或} \ \lambda = \frac{v}{f} \tag{1-1}$$

由式（1-1）可知，当波速 v 一定时，频率 f 越低，波长 λ 就越大；反之波长 λ 则越小。

表 1-1 列出医用超声波的用途、频率和波长。

表 1-1　医用超声波的用途频率和波长

用途	成人脏器	儿童脏器	眼科	成人脑部	儿童脑部	妇产科	妊娠监护	血流测量	超声治疗
频率/MHz	2～2.7	2～10	2～15	1.0～2.5	2～5	2～5	2～5	2～25	0.8～1.50
波长/mm	0.75～0.20	0.75～0.15	0.75～0.10	1.5～0.6	0.75～0.30	0.75～0.30	0.75～0.30	0.75～0.06	1.88～1.00

在超声诊断方面，人们常使用兆赫量级（MHz）频率的超声波；在治疗方面，则常使用较低频段（多在 0.7～1.5 MHz）的超声，而超声显微镜已利用吉赫量级（GHz）频率。

（二）超声的传播速度

因为超声依靠传播介质的相互作用而传递，超声在组织中的传播速度与组织的弹性模量相关，所以组织不变，不同频率的超声在其中传播的速度是一定的。此外，温度对速度的大小有一定的影响，温度越高，速度越快。常温下，超声在水中的声速为 1 531 m/s，在脂肪中的为 1 476 m/s，在骨骼中的为 3 320 m/s。在医学超声诊断中，超声在人体软组织中的平均传播速度按 1 540 m/s 计算。这个速度又被称为超声成像仪的定标参数。

（三）声阻抗

声阻抗在医学超声诊断中的作用不容小觑。它决定超声的传播特性：

$$Z=\rho \cdot c \tag{1-2}$$

式（1-2）中，Z 表示声阻抗，ρ 表示介值的密度，c 表示声波在介值中的传播速度。

声阻抗的单位为瑞利。一般人体软组织的声阻抗为 $(1.483～1.874)\times10^6$ 瑞利，颅骨骨骼的声阻抗为 5.57×10^6 瑞利，空气的声阻抗为 $0.000\ 429\times10^6$ 瑞利，水的声阻抗为 1.5×10^6 瑞利，皮肤的声阻抗为 1.68×10^6 瑞利，压电晶体 PZT-5 的声阻抗为 33.7×10^6 瑞利。

（四）声压、声能量、声强

声压的大小反映声波的强弱。在声波的作用下，原本静止的媒质获得能量，使媒质质点在平衡位置来回振动，从而产生动能。同时，媒质产生压缩和膨胀的过程使媒质具有形变位能。单位时间内发射出的声能被称为声功率，单位为 W，即（N·m)/s。声强是指单位面积单位时间内传播的声能，单位为 W/m^2。在医学超声诊断应用中，由于多采用脉冲超声进行检测和成像，其声强还需要考虑空间和时间特性，即有空间峰值、空间平均声强和时间峰值、时间平均声强之分，可根据具体需要进行检测。

在日常生活中，人耳觉察到的最低声强和发射人造卫星的火箭发动机所产生的声强差 1 000 多倍。在生物医学超声工程中，也存在类似的情形，治疗用的超声剂量比超声诊断要大 100 倍以上；诊断超声发射时的强度与回声强度之间相差几百倍，而从体内返回的回声信号的量程范围在 1～10 000。为了方便标度，常使用对数标度来度量声压和声强，单位为 dB。通过分贝转换，一般声波的声强标定在 0～120 dB。

三、超声波的传播特性

（一）反射、折射和透射

超声波在弹性媒质中传播时会产生反射、透射、折射、绕射（衍射）、衰减、散射、多普勒等现象。这些基本规律能够帮助人们掌握超声波在人体组织中的传播规律，从而推动超声医学的迅速发展。

（1）声波的反射、透射和折射等物理现象均在两种媒质的分界面处发生。而超声的声学边界由媒质的声阻抗决定，即声学边界的形成发生在声阻抗不同的两种媒质相接触的平面上。若两种不同材料的其声阻抗相同，则不出现声学边界。

（2）当一束平面超声波入射至两种媒质的分界面，且界面的线度比波长大得多时，在界面上会发生反射、折射和透射，其规律与物理光学的相同。如图 1-2 所示，脚标 i、r、t 分别表示入射波、反射波和折射波。媒质 I 和媒质 II 的声阻抗分别为 $\rho_1 c_1$ 和 $\rho_2 c_2$，假设超声波在两种媒质中传播亦无损耗。

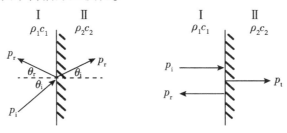

图 1-2　声波的斜入射和声波的垂直入射

当超声波垂直入射到界面时，在界面上能量分配关系为：在界面上反射波声能与透射波声能之和等于入射波声能，即声能在界面上是守恒的。反射系数 r 为反射声能通量与入射声能通量之比，即：

$$r = \left(\frac{Z_2 - Z_1}{Z_2 + Z_1}\right)^2 \tag{1-3}$$

式（1-3）中，Z 为媒质的声阻抗。

透射系数 t 定义为透射声能通量与入射声能通量之比，即：

$$t = \frac{4Z_1 Z_2}{(Z_2 + Z_1)^2} \tag{1-4}$$

由式（1-3）和式（1-4）可得 $t + r = 1$。

（二）散射和绕射

超声在弹性媒质中传播时常常遇到各种障碍物，如在空气悬浮的灰尘和水雾，在血液中流动着红细胞和在大的平面分界面遇到的起伏不平处，等等。这些障碍物使一部分声波偏离原来传播的方向。声波朝许多方向做不规则的反射、折射或衍射，这些现象被称为散射。图 1-3 显示超声波传播过程中发生的散射现象，在超声医学成像中就是利用人体组织内的血细胞这个散射体实现多普勒成像。

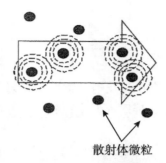

散射体微粒

图1-3　超声波遇到散射体产生散射

（三）超声的衰减

超声波在非理想的弹性媒质中传播时，随着传播距离的增加，其总能量逐渐减弱，这种现象就是超声的衰减。产生衰减的原因有：①超声在传播过程中遇到界面和障碍物会产生反射、折射或散射，从而使原来传播方向上的声强减弱。②声能转化成热能等其他形式的能量被消耗。

可用衰减系数（或半值层）来描述衰减大小。衰减系数被定义为单位距离上声压振幅比的自然对数。超声波在人体组织中的衰减随频率升高而增大，故单位多表达为 dB/（cm·MHz）。由此可以推测，选用的超声频率越高，组织吸收的超声能量就越多，衰减也就越大。因此，在探测深处组织或厚度大的脏器时不宜使用很高的频率，对浅表组织和脏器则可用较高频率。例如，通常进行眼科检查时可用高达 10～20 MHz 的超声，而进行心脏和腹部脏器检查时则用 2.0～3.0 MHz 的超声。

一些情况下用半值层这个参数来反映传播媒质的衰减特性。半值层是指超声声能减少50%的传播距离。通常肝脏的半值层为 2.4 cm，血液的为 35 cm，血浆的为 100 cm。这些测值均在 1.0 MHz 情况下获得。

生物组织超声衰减系数还与生物组织的组成成分和结构相关。研究结果表明，随着组织含水量的增加，声速、声衰减、声散射均减小；脂肪成分增加，声速减小，声衰减、声散射增大；蛋白质增加，尤其是胶原蛋白增加，声衰减系数明显增大。

（四）超声多普勒效应

1842 年，奥地利布拉格大学的物理学家及数学家多普勒·克里斯琴·约翰通过研究发现一种物理现象，即当固定频率发射声源与接收器在连续弹性媒质中做相对运动时，接收器接收到的声波频率与发射声源频率不同，其频率差别与两者的相对运动速度矢量相关。这种现象被称为多普勒效应。

在现实生活中，也常有多普勒现象发生。例如，铁道旁的人听到朝向自己驶来的列车发出的鸣笛声，会觉得声音音调变高；而当列车驶离远去时，汽笛声调变低。这时发生的正是多普勒效应。耳朵作为接收器接收到朝向自己来的声音时频率升高，远离时频率降低，因而感知声音音调的变化。这并非汽笛发出的声音变化所致，而由汽笛发出声音的同时也在运动所造成。

在医学超声的应用中，最常遇到的是运动脏器的反射界面（如心脏房、室壁）或散射体（如红细胞）的运动。反射界面以速度 v 向着和离开发射器运动，与发射声束方向

夹角为 θ。用同一换能器作发射和接收，此时所接收到的多普勒频移为：

$$f_D = \pm \frac{2v\cos\theta}{c} f_0 \ \text{或}\ v = \pm \frac{c}{2f_0\cos\theta} f_D = \kappa f_D \qquad (1-5)$$

式（1-5）中，κ 是常数。由此可见，只要测出多普勒频移 f_D，就可以算出界面运动速度 v。多普勒频移的大小与界面运动速度成比例。这正是医学超声多普勒技术检测血流流速的原理。

第二节　超声换能器

一、换能器

换能器是实现能量形式相互转换的装置或器件。例如，实现光能和电能相互转换的器件被称为光电换能器（如光电管），将电能转换为光能的器件被称为电光换能器（如日光灯），实现电声能量转换的装置被称为电声换能器，等等。在医学超声工程研究中广泛使用的是超声换能器。超声换能器是一种将机械能和电能互换的器件，是电声换能器中频率高于 20 kHz 的一类换能器。而在功率超声或水声中，人们多采用磁致伸缩换能器，因其耐机械冲力和电冲力能力强。

二、压电效应

物理上，某些物体在外力作用下产生电场的现象被称为压电效应。超声诊断仪中发射超声、接收超声的换能器实质上就是利用压电效应来工作。这种现象出现在各向异性的材料中。1880 年，法国物理学家居里兄弟发现结晶物质具有压电效应。1881 年，李普曼根据热力学概念预言逆压电效应的存在，同年由居里兄弟加以证实。1917 年，法国物理学家朗之万利用逆压电效应制成的最初的超声换能器（即声呐的主要器件），被装备到潜艇进行水下目标的探测。

在某些各向异性的材料加上力，使其电荷中心不重合而在材料表面产生电荷分布，这种物理现象被称为正压电效应。相反地，若加上电场，极化位移使材料内部产生应力，从而导致客观上的微小形变，该物理现象被称为逆压电效应。

压电效应是可逆的，即压电材料既具有正压电效应，又具有逆压电效应。人们使用的超声医学成像设备常采用压电换能器作为发射和接收探头，发射与接收是分时工作的，即并非同时工作。超声波发射换能器采用逆压电效应，将电压转变为声压，向人体发射超声。超声接收换能器则利用正压电效应，将来自人体中的声压转变为电信号。

学者最早是在石英、电气石等单晶体上发现压电效应。1942 年，科学家研制出多晶体压电陶瓷——钛酸钡。钛酸钡不溶于水，具有高介电性、较强的压电效应，加工较单晶体方便，因而钛酸钡获得较多的应用。通过掺杂改性，研究者又开发出多种新型压电陶瓷，克服了原有的一些不足。同时，研究者还发现有的聚合物具有压电效应。这种压电材料的最大特点是响应频带宽，声阻抗与人体软组织的接近。目前开发使用最多的新型压电材料吸收了压电陶瓷和高分子聚合材料的优点，被称为压电复合材料，已成为发展的主流方向。

三、超声换能器的种类

由压电晶片构成的能够发射超声、检测反射回来超声的器件被称为超声换能器。超声换能器能实现电能和超声能（机械能）的互相转换，在超声诊断中多被称为探头，用于治疗时被称为声头。超声换能器种类很多，有如下分类方法：

（1）按临床诊断部位分，超声换能器可分为腹部换能器、心脏换能器、血管换能器、小器官换能器、颅脑用换能器、眼科用换能器。

（2）按压电晶片单元数分，超声换能器可分为单阵元换能器、多阵元换能器。

（3）按扫描和成像方式分，超声换能器可分为线阵、凸阵、相控阵、机械扇扫和环阵、方阵。

（4）按声束特性分，超声换能器可分为聚焦换能器和非聚焦换能器。

（5）按收发方式分，超声换能器可分为发射型换能器和接收型换能器、收发兼用型换能器。

（6）按几何形状分，超声换能器可分为圆形换能器、环形换能器、方形换能器、矩形换能器、喇叭形换能器、菊花型换能器。

（7）按频谱特性分，超声换能器可分为脉冲波换能器和连续波换能器。

（8）按压电材料分，超声换能器可分为压电单晶体换能器、压电多晶体换能器（陶瓷）、压电高分子薄膜换能器、压电复合材料换能器、复合高聚物换能器等。

（9）按工作原理分，超声换能器可分为脉冲回声式换能器、多普勒式换能器。

（10）按临床诊断体位分，超声换能器可分为体表用换能器、腔内和术中换能器。

四、医用超声换能器的结构

医用超声换能器，尤其是诊断成像用的目前均为多阵元换能器，其结构与单晶片探头的相比大致相同，仅外形和内部线路的布局有差异。晶片数目已经从早期的 40~50 个发展成多达 256 个、512 个，甚至 1 000 多个。

（一）基本单阵元换能器

单阵元换能器基本结构分主体、壳体两部分。

1. 主体

（1）压电晶片，即产生压电效应的元件。

（2）吸收块，可吸收背向发射和反射回来的声能，也被称为背材。

（3）保护层，可减轻晶片磨损，进行阻抗匹配，也被称为面材或匹配层。

2. 壳体

（1）外壳，为换能器的结构件。

（2）接插结构，经接插机构与仪器连接。

（3）电缆线，超声电信号的载体。

换能器的主体有发射和接收超声波的功能。压电晶片本身较脆，且因为要满足绝缘、密封、防腐蚀要求，必须装在壳体内。等离子处理技术可加强探头的匹配层、芯片、背衬层的结合力，改善探头的质量。外壳实际上是压电晶片的结构件，起支撑、容纳、密封、绝缘、承压、屏蔽、保护晶片的作用。壳体上有接插件，通过电缆线把电信号从换能器连接到仪器输入端。通常壳体内还装有阻抗变换器、前置放大器、阻尼电阻、调节电感等。每个探头壳体上的标签常标明该换能器的型号、标清频率、晶片的几何形状、尺寸、压电材料种类、序列号、制造年份和采用专利号、分销商和制造商的名称等信息。

（二）多阵元换能器

多阵元换能器是指由多个相对独立的单阵元换能器排列成某种阵列的探头，实际上是应用高精度切槽技术对一整块压电晶片进行刻蚀成槽，形成一个基阵，有效地控制了芯片切槽间距的精确度。阵列中的每个阵元在声学、电学和压电特性方面基本可保持一致。多阵元换能器结构与单阵元换能器的基本相似，面材、背材分别位于压电晶片前后，外面包覆壳体。运用超声实时动态显像诊断仪器可对多阵元换能器按某种时序使声束在空间不同方位上扫描，声束通过高速扫描实现动态切面成像。

几个阵元排列成基阵后，由于每个阵元的线度很小、相互干扰等，声束辐射特性比单元换能器更为复杂，多阵元换能器的制作工艺要比单阵元换能器的复杂得多。

（三）聚焦换能器

一般非聚焦换能器，在远场以外，超声声束会随距离增加而扩散；而大尺寸的声束不利于超声检测，会降低探测精度，影响图像清晰度。

聚焦是指在一定探测范围内使声束汇聚收敛的方法。聚焦可使超声能量集中，增加穿透能力和回波强度，改善探测性能（如横向分辨率、主瓣宽度、指向性和超声波传输效率）。在超声治疗中，聚焦声束在焦区有最大的强度，这样可以集中声能治疗肿瘤等组织，又不至于损伤声束传播通道上的正常组织。聚焦换能器在超声成像中也被广泛应用聚集原理来改善图像质量。

按换能器的声束聚焦方式，聚焦换能器的分类如图1-4所示。

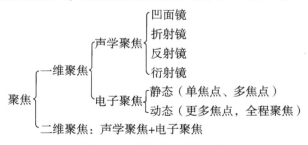

图1-4 聚焦换能器的分类

声学聚焦的基本原理与光学聚焦的相似，单阵元探头主要采用这种方式来改善声学特性。制作多阵元探头时也应用了凹面振子和声透镜两种方式来优化声束，同时在信号发射和接收过程中增加电子聚焦。电子聚焦只能在多阵元探头中利用电子技术实现的声束聚焦，本章第三节"医学超声成像原理"中有电子聚焦的相关详细说明。

（四）超声多普勒换能器

超声多普勒换能器结构因发射信号和工作方式的不同而不同，一般分为连续波和脉冲波多普勒探头类型的换能器。脉冲波多普勒探头的基本结构与单阵元的相似，发射、接收共用一个压电晶片。在和 B 型超声成像复合而成的超声系统中，若选用机械扫描方式，可附加一探头作为多普勒换能器使用；在电子扫描成像系统中，则选用其中一组阵元来提取多普勒血流信号。连续波超声多普勒探头要有 2 个晶片分别作为发射和接收换能器。

（五）其他换能器

1. 腔内换能器

腔内换能器加长或变薄均利于插入腔内检查。例如，用于妇科及结肠检查的加长型换能器，研究者可将探头变细做小，使探头如同胃镜探头一般大小，这样便于送入食管上、中、下段，甚至到胃部，使其紧贴食管，以观察心脏病变。这种探头为经食管探头。这种探头避开了肺部和肋骨的影响，其图像较经胸超声检查的清晰，可以借助图像确定栓子的来源，尤其在经胸超声不能获得满意图像时及在左心耳部血栓、感染性心内膜炎、主动脉夹层、术中监测等有独到的优势。经血管腔内探头是用一马达在体外驱动单晶片探头旋转，探头的尺寸很小，与米粒大小相似。探头频率一般为 12～40 MHz。

2. 术中（手术用）换能器

手术用探头由于要在狭小的空间操作，而且不应受其他手术器械干扰，同时被要求直接放置于脏器表面，避免经过皮肤等组织造成的衰减，因此一般都比较小，手持部分形状各异，工作频率很高，多在 7 MHz 以上。

3. 穿刺活检换能器

早期穿刺活检有专用的换能器。这类换能器的中心部位有一个 2～3 mm 的圆孔，可放置不同型号的穿刺针和活检器。超声图像显示的部位和深度可指导穿刺和活检。穿刺针进入人体时，医者可在屏幕上看到针的进程及针尖的刺入部位，以指导穿刺和活检。例如，避开大血管、胆囊等器官，同时可经活检器取出组织进行细胞学检查，鉴别是否存在肿瘤。目前，穿刺活检都采用在体表换能器外加一穿刺导引架的形式，达到引导穿刺的目的，减少成本，增加探头的日常使用率，尤其是减少了探头中部预留穿刺孔而造成的图像缺失。同时，由于穿刺针从探头侧面斜进入组织而与超声声束构成一定的夹角，有利于观测穿刺针进入组织内的深度和位置。

五、超声换能器的声场特性

（一）单晶片超声换能器

当圆形压电晶片受电激励产生谐振，向媒质发射连续波声波时，垂直于压电晶片并与晶片圆心重合的位置被称为声束轴线。轴线上任意点的声压，可以被看成压电晶片上无数个小点源所产生的声压在该点的叠加。

当换能器发射超声时，声束在一定传播距离内基本上保持收敛，距离大于 N 后开始扩散（图 1-5A）。图 1-5 中 $N=\dfrac{a^2}{\lambda}$，由换能器的尺寸及工作频率所决定的波长来确定。

距离为 N 处就是声场近场区与远场区的分界线。$z<N$ 的范围是近场区，在此区内由于声波干涉形成声强强弱起伏，其截面图像是最大声强与最小声场构成的许多同心环，环的数量随着 z 的增加而减少；$z=N$ 时声强起伏出现最后一个最大值；$z>N$ 的区间被称为远场区，声束开始扩散，声束指向性较好。

超声声束在靠近换能器表面的区域，由于衍射的结果，沿声束轴上各点的声场会周期性地出现极大值和极小值（图 1-5B），沿着平行于换能器表面的方向（垂直于轴向）有声压的周期性变化（图 1-5C）。这段区域由于干涉，声束横向声压分布不均匀，因此无法成像，被称为盲区，腹部多阵元探头一般深度都不超过 3 mm。图 1-5C 表示横向声场的声压分布，颜色越深、点越密集表明声强越强。由此可推测：①靠近换能器处，声压强弱起伏变化形成环状干涉条纹。②在 $z=N/2$ 处，中轴处刚好为声压最低处，在 $z=N$ 处，声压横向分布是一个类似钟形脉冲。③在离 N 较远的区间里，靠近中心轴处声强较强，离开轴线时声强较弱。④到达 $3N$ 距离后，声束分布接近于球面波的波阵面。

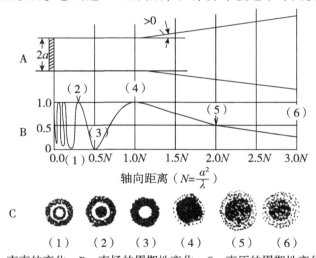

A. 声束的变化；B. 声场的周期性变化；C. 声压的周期性变化。

图 1-5　圆形换能器的声场分布

由表 1-2 可知，近场区声强起伏变化大，组织结构难以被辨别。使用单阵元换能器检测时都避开近场，主要利用其远场声场，如 A 型、M 型和某些机械扫描成像；但 B 型成像时主要依赖横向分辨率（声束直径），近场声场声束特性好于远场的，有利于提高图像质量。

表 1-2　不同直径圆形换能器的近场距离

工作频率/MHz	直径/mm				
	30	20	10	5	1
1.0	146	65	16	4	0.2
2.5	365	162	41	10	0.4
3.0	438	195	49	12	0.5
5.0	730	325	81	20	0.8
10.0	1 461	649	162	41	1.6

　　针对声束横截面上声能的分布不均，声学中还常用指向性图（或称为方向图）来形象地表示超声换能器所产生的声场。这种图用极坐标表示，轴向是声压级，以方向角作为幅角。图 1-6 为声场指向性的示意图和实际圆形换能器远场声场的指向性图。从图 1-6 中可见，除了在声束轴向所发出较强的主瓣声束，在另外的方向还有若干强度较低的旁瓣（或副瓣）声束。

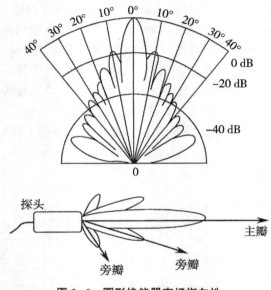

图 1-6　圆形换能器声场指向性

（二）多晶片超声换能器

　　医用多晶片超声换能器通常被称为多阵元探头。随着医学超声技术的发展，20 世纪 70 年代以来多晶片超声换能器受到人们广泛重视。20 世纪 70 年代中期，人们已研制出性能较好的多晶片聚焦探头；20 世纪 80 年代出现带有匹配层的多晶片聚焦探头，声场性能进一步提高。医用超声探头是医用 B 型超声显像诊断仪的心脏部件。探头的好坏对整机的性能有很大的影响。性能优良的多阵元探头和新型压电材料的研制提高了仪器的竞争力，大大改善了图像的质量。

　　多阵元超声换能器与单阵元换能器相似，都会在空间某点产生声能的相互叠加。由于有更多的晶片参与，其声场又与单阵元的略有不同。例如，双晶片换能器的晶片之间的中心间距 d 会影响整个声场分布，图 1-7 是两个晶片同时受激励发射超声后相互作用叠加的声场指向性图。$d=\lambda/2$ 时，声场指向性较好，在声束轴线；远场的声压将是单点源声压值的 2 倍。在 ±90° 方向上，两个点源辐射声压相互抵消，其合成声压值为 0。

　　由图 1-7 还可见，当 d 从 $\lambda/4$ 增加到 2λ 时，随着辐射声源线度 d 值的增大，沿 $\theta=0°$ 方向的主瓣将越尖锐，同时旁瓣的数目也增加。

　　图 1-8 是 10 阵元换能器的声场指向性图，可见随阵元数增加，在 0° 方向上辐射声强并未改变，但主瓣变得更加尖锐，旁瓣受到抑制，其幅度减小。

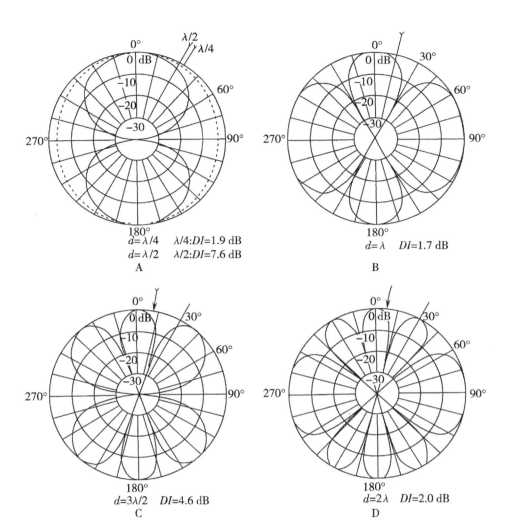

图 1-7　2 个同相点源声场的指向性

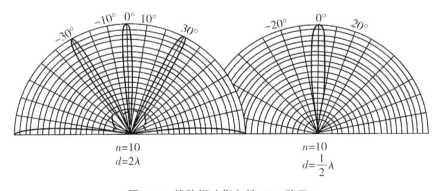

图 1-8　线阵探头指向性（10 阵元）

第三节 医学超声成像原理

居里兄弟发现石英具有压电特性，这一物理效应最初主要用于军事。第二次世界大战结束后，超声脉冲回声技术从军事和工业转向医学领域并获得初步应用。20 世纪 50 年代初，以脉冲回声技术为基础的 A 型超声诊断仪有了临床应用价值。其后逐步发展起来的 M 型超声诊断仪和 B 型超声断层显像仪均以超声脉冲回声技术为基础。A 型、M 型和 B 型超声诊断仪是当前医学超声诊断中应用最广泛的成像设备，因此，超声脉冲回声技术也是现代生物医学超声工程研究中最重要的一种技术。

与 X 线等其他物理医学成像方法相比，超声脉冲回声法使医学检测灵敏度、信息量获得很大的提高，其可重复操作、实时成像方便了医师和患者，避免了辐照危害，提高了安全性。近 20 年来科学技术的高速发展，也带动超声成像仪器和超声诊断技术同步发展，为医生更方便地观察人体内部组织状态提供实时、全面的信息。近年来，超声矩阵换能器突破了瓶颈技术，实时地获得立体空间声束的信息，从而实现实时三维显像超声技术的一次大革命。

一、超声诊断设备的分类

超声诊断设备的分类常有以下分法。

（一）按传播方式分类

按传播方式分类可分为反射型、多普勒型、透射型等。

（1）反射型。反射型的信息产生于超声经过人体组织界面反射和散射变化。目前使用最多的医学超声仪器，如各种 A 型、B 型、C 型、F 型、PPI 型、M 型、D 型超声诊断仪，彩色血流显像诊断仪，超声心动图仪等均属于这种类型。

（2）多普勒型。多普勒型的信息产生于人体组织界面和运动细胞散射引起的超声频率、相位变化，如多普勒诊断系统、血液检测仪、胎儿听诊器等。

（3）透射型。此类仪器应用面窄，此处不多做说明。相关设备有超声全息成像仪、超声显微镜、超声 CT 和超声声衰减成像仪等。

（二）按显示分类

因为显示和扫描方式一般是配合的，所以严格来讲是按扫描显示分类的，通常分为 A 型、B 型、M 型、D 型、C 型、F 型等。

二、回声检测原理

利用超声换能器向人体内部发射超声脉冲，遇到声阻抗不同的组织界面时将产生反射或散射脉冲信号，即脉冲回波信号。检测这些回波信号的幅度和延迟时间，就可对组织界面进行定位，并检测组织的特性；检测回波信号的频率和相位变化，可以确定组织脏器界面的运动情况。实质上，脉冲超声回波技术所检测的正是超声波在物体表面产生反射或散射的物理特性。这是超声脉冲回声检测的原理，也是目前医学超声成像的物理基础。

脉冲超声传播的往返过程携带有反射信息。确定换能器与界面间的距离 L，可从发射超声脉冲到接收反射回声信号的时间间隔来分析。超声信号实际行程为 $2L$，往返所需要的时间为 t，超声传播速度为 v，即：

$$t = 2L/v \qquad\qquad (1-6)$$

由此可以导出脉冲回声类仪器的定标数据，即：

$$t/L = 2/v \qquad\qquad (1-7)$$

若取 $v = 1\,500$ m/s，可以算出接收 1 cm 远的回波信号需要经过 13.3 μs；若生物组织媒质的声速为 1 540 m/s，则需要 13.0 μs。

三、超声显示方式

目前，绝大多数的超声诊断设备，采用超声脉冲回波法来检测和提取诊断信息。根据对诊断信息显示方式的不同，超声显示方式通常分为 A 型超声扫描、B 型超声扫描、M 型超声扫描、C 型超声扫描和 F 型超声扫描等成像模式。下面详细介绍常见类型的成像工作原理。

（一）A 型超声扫描

A 型超声扫描是一种幅度调制型的显示法，又被称为 A 型显示模式，也被称为 A 超，是最早在临床诊断中应用的成像方法。其工作原理是：换能器探头以固定位置和方向对人体发射脉冲超声，每个脉冲超声在组织中传播时，遇到声阻抗不同的界面产生反射，通过换能器接收到反射回波信号后，送入显示器的 y 方向偏转板上，控制光点的上下移动在显示器上形成尖峰波形。波形的幅度与界面反射回波的信号大小相关。显示器 x 方向偏转板加上与超声脉冲同步的时基信号，则显示器可以显示稳定的波形，其中波形的高低表示回波信号的强弱，水平方向代表超声的传播距离即探测深度。可根据回波出现的位置，回波幅度的高低、形状、多少和有无来提取受检体与病变和解剖的相关诊断信息。

A 型超声扫描先于 B 型超声扫描出现，仅能提供一维的诊断信息，临床上对其信息较难准确理解，未能得到很好发展，尤其在实时 B 型断面显像广泛应用于临床后，A 型超声扫描鲜少应用。而 A 型超声扫描对设备要求简单，适用于静止的、简单解剖结构的成像和细微的线性测量，目前在脑中线检查、眼科检查中还发挥作用。

（二）B 型超声扫描

B 型超声扫描是在 A 型超声扫描的基础上发展起来的一种辉度调制型显示法，又被称为 B 型显示，也被称为 B 超或黑白超。

借助超声脉冲反射法可获得回波幅度和回波波源深度的信息。在 A 型超声扫描中通常用显示器的横坐标表示深度（传播距离），用纵坐标表示回波信号的大小。A 型成像属一维幅度显示，无法表现声束扫描方向。而 B 型超声扫描则把回波信号加到显示器的调辉极（z 轴）上，对光点进行调辉。光点的亮度（通常被称为灰阶）与回波幅度之间存有一定的函数关系，代表不同回波幅度的灰阶点。按其回波源的空间位置，显示在与超声束扫描线位置相对应的显示扫描线上，一般显示在显示器竖直方向上，即表示回波深度的信号加在显示器的 y 方向偏转板上。用手动的、机械的或电子的方法移动或偏转声束，对被检组织结构进行扫描和显示，在显示器的 x 方向偏转板上加上与声束扫描方向一致的控制信号，可获得一幅二维 B 型切面图像。图 1-9 显示的是一条声束扫描获得的图像。

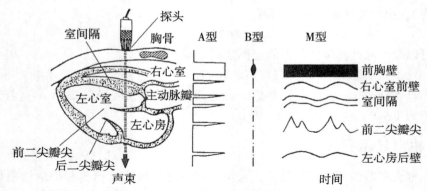

图 1-9　A 型超声扫描、B 型超声扫描和 M 型超声扫描的相关显示

（三）M 型超声扫描

M 型超声扫描，又被称为 M 型显示。其显示原理与 B 型显示的相似，都是采用辉度调制，以不同的灰阶点来反映回波的强弱。

进行 M 型超声扫描时换能器以固定位置和方向对人体扫描，将代表超声扫描深度的时基信号加到显示器的垂直偏转板上，同时将来自不同深度的回波信号加在显示器控制极，对垂直扫描线进行调辉。而在显示器的水平偏转板上加一慢变化的时基扫描信号，使代表深度的垂直扫描线以慢速沿水平方向移动，形成一幅一维空间组织结构运动轨迹图。这种轨迹图代表沿扫描线各层组织相对体表的相对距离，随时间的变化曲线，反映一维空间组织结构运动情况，因此，这种图像对运动器官的研究，如心脏、胎心及动脉血管的搏动特别有用。尤其对心脏结构的探查更是如此。通常经心脏的 M 型扫描所得的显示图被称为超声心动图。

为提取更多的诊断信息，M 型扫描心动图（如心电图、心音图、心尖冲动图和超声多普勒频谱图）常与心脏其他参数同步进行联合显示。M 型超声扫描常与 B 型超声扫描联合扫描，即通过 B 型超声扫描切面图像准确选择观测具体部位的 M 型图像，从而可避免 M 型超声扫描的盲目性。

综观这 3 种主要的显像方式，它们之间既有区别又相互关联。从图 1-9 可看出 A 型超声扫描、B 型超声扫描和 M 型超声扫描这 3 种成像的关系。

B 型超声扫描获得的二维图像，反映被扫描组织中各界面的反射回波幅度的分布图像，其中包含有组织形态和组织状况的丰富诊断信息。它可实时显像，具有直观性好、真实性强、便于诊断的特点。其他扫描技术，如 A 型超声扫描、M 型超声扫描和多普勒法等基本上也要与 B 型超声扫描技术相结合，才能充分发挥作用。许多目前正被热捧的成像新技术也都采用 B 型超声扫描显示工作原理，沿袭了 B 型超声反映切面信息的优势，只不过信号的来源可能不同，如不单是单纯声阻抗特性变化造成的回声，还有组织的弹性变化、血液的运动速度等其他信息。因此，B 型超声扫描在超声诊断设备中是应用最广、最有活力、最为重要的一种扫描方法。

四、声束聚焦

前面说过，超声声束在传播一段距离后会扩散，导致信号减弱、穿透力下降，远场的超声分辨率下降；而聚焦可有效地使发散的声束收敛，是超声仪器广泛使用的一种技术。除物理聚焦外，超声仪器还利用多阵元换能器的声束合成来提高声束特性。微型高速计算机和电子技术的发展使实时电子扫描超声显像在临床诊断中被广泛使用，通过对多阵元换能器发射和接收声波的延迟控制与处理，使合成波束具有精良的时间和空间特性，声束汇聚收敛，可以获得分辨特性好、动态范围大、旁瓣与噪声水平低、几何失真小的超声图像。

（一）电子聚焦

图 1-10 中画出由 5 个阵元构成的换能器。设阵元中心间距为 d，聚焦点为点 P，传播媒质中声速为 v，则在发射聚焦时，采用延迟顺序激励阵元的方法，即各阵元按设计的延时依次发射声波。基于几何光学的原理，在媒质内各阵元发射的波为球面波，故合成波波阵面为凹球面。在点 P 同向叠加增强，在点 P 外异向叠加减弱甚至抵消。合成波束聚焦，聚焦焦距由凹球面曲率半径（聚焦延迟时间构成的曲率半径）和声束决定。

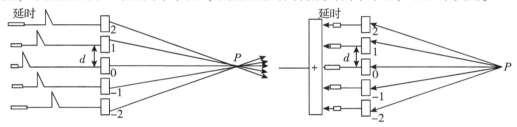

图 1-10　线阵换能器电子聚焦原理

接收由点 P 反射回来的信号时，接收时序和发射刚好相反，信号最先到达中心阵元，最晚到达两侧阵元，则各阵元接收回波信号并转变为电信号后，对各阵元输出电信号按设计的聚焦延迟量进行延迟，然后类似于发射声波在传播媒质中叠加合成聚焦波束原理，在接收端，电路上用加法器对各接收延迟信号求和，使来自焦点和焦点附近的回波信号增强，聚焦区域外回波信号减弱甚至抵消，达到接收聚焦的目的。

（二）动态聚焦

静态聚焦是指固定延迟曲线对阵元进行聚焦的延迟激励，使之只能固定焦点位置。动态聚焦是静态电子聚焦的改进方法，一般又分为非实时动态聚焦、实时分段聚焦和实时连续动态聚焦。

1. 非实时动态聚焦

通过改变各阵元聚焦延迟时间构成曲线的曲率半径，可调节焦距 F。首先使发射和接收声束在近距离聚焦，并采集聚焦区附近的图像，即近距离部分对焦准确，图像清晰，而中、远距离却偏离了焦点，使图像模糊，只将近距离图像存入存储器，其他深度的图像全部舍弃不采集；然后将发射和接收焦点调到近中距离，和前次一样，只保存近中距离清晰的图像，将其存入存储器，依此进行，分别将发射和接收焦点调到中远距离、远距离摄取图像，并将该部位图像分别存入存储器；最后，将分段采集的 4 张图像拼合在一起显示出

— 15 —

来，就能够得到从近距离到远距离的分辨特性良好的二维切面图像（图1-11）。通过这一动态聚焦方式获得一帧图像，要转换4次聚焦位置，所用时间是固定焦点时获得一帧图像所用时间的4倍。在系统其他参数不变的条件下，显像帧频降低为原来的1/4。该聚焦成像系统观察运动缓慢的腹部脏器图像非常清晰，但不适合观察心脏等快速运动的脏器。

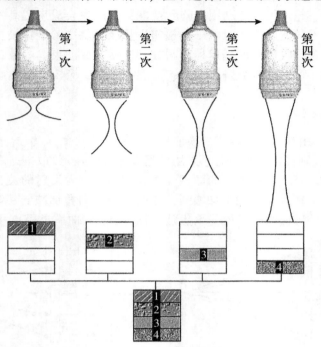

图1-11　非实时动态聚焦

2. 实时分段动态聚焦

在实时分段动态聚焦方式中，根据产生回波信号的深度，同步地将焦点移向深部。现有B型超声诊断设备常采用8段、16段等实时动态聚焦方式，在接收时间内，可根据产生回波目标的深度，由浅层到深层地改变焦距，即动态地改变聚焦延迟，使聚焦区由浅渐深的变化速度与聚焦区回波信号达到换能器的速度一致，这样可使各个深度的接收声束均处于聚焦状态。实际应用中，大多采用实时分段动态聚焦方式，分段聚焦的声束较前述非实时多点聚焦的好。

3. 实时连续动态聚焦

为了使不同深度的断面图像都具有最佳的横向分辨力，要求分段实时动态聚焦焦点越密集越好。实时连续动态聚焦就是使聚焦焦点随回波脉冲到达换能器的时间由浅到深同步产生动态变化，即变化速度和声速传播速度相同。

在全数字化超声显像系统中（图1-12），可实现实时连续动态聚焦，但绝对的连续动态聚焦方式是不存在的，只是可动态调节的焦点足够密集而已。

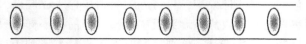

图1-12　全数字超声诊断仪的全程聚焦声束示意

（三）可变孔径

对线阵换能器进行聚焦时，如图 1-13 所示，阵元间延迟时间随焦距减小而增大，越往两侧的阵元，延迟时间越长，与孔径 $D(D=nd)$ 的平方成正比。当焦点选择在浅部时，如果不减小孔径 D，过大的延迟将使电子聚焦方法难以实现。在紧靠换能器表面的浅部组织中，无法实现声束电子聚焦，声束宽度近似为孔径尺寸。因此，降低孔径可改变浅部侧向分辨特性。此外，在深部，聚焦声束宽度 $W(f)$ 与孔径 D 成反比，当 F 增大时，为了使声束宽度尽可能与近场一致，从中部到深部必须逐步增大孔径。

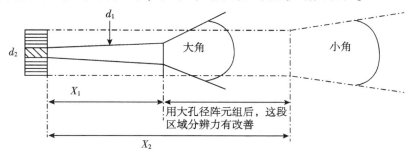

图 1-13　多阵元和单阵元近场声束特性比较

可变孔径的作用主要在于减小近场与远场声束宽度，且能较方便地实现浅层声束的电子聚焦，使其从近区到远区具有最佳有效孔径自动连续变化的能力。

可变孔径只能在声波接收过程中实现，常与接收动态聚焦配合使用，实现原理如图 1-14 所示。从近区至远区，孔径常以 2 倍的阵元间距 $2d$ 为台阶自动递增。

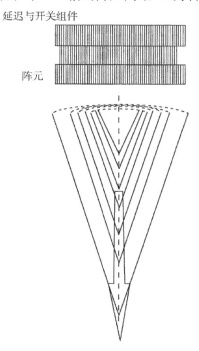

图 1-14　可变孔径原理

（四）变迹

研究者发现，当圆形换能器的电极形状从最初的圆形电极对圆形压电晶片全面激励变成菊花形电极的局部激励（图1-15），主波束宽度、旁瓣级大小等声束特性有所改善，这种技术被称为变迹。

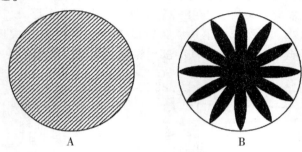

A. 圆形电极；B. 菊花形电极。

图1-15　圆形电极和菊花形电极示意

在电子扫描B型超声诊断设备中，多阵元换能器阵元组中心阵元信号接收时多赋予较大的权系数，权系数向两边逐渐减小，各阵元输出信号加权求和，达到抑制旁瓣的影响。

在模拟-数字混合和全数字化超声显像系统中，常采用多方式相结合的超声波束处理技术，即将动态聚焦、动态孔径、动态变迹与区域增强等相结合，完全由数字系统和软件控制来实现与换能器相结合，形成综合优化的声束特性。几乎在所有深度和声束扫描位置，系统具有精细的主波束，很低的旁瓣和很大的动态范围，为获得分辨性能好、噪声干扰小、动态范围大的高质量超声图像奠定基础。

五、电子线阵与凸阵扫描

（一）电子线性阵列扫描

电子线性扫描是以线阵换能器为基础，由电子开关或全数字化系统控制顺序扫描来实现。阵元已从早期的40个、120个发展到现在的256个、400个，甚至1 024个等。每次发射和接收声波时，将若干个阵元编为1组，由1组阵元产生1束扫描声束并接收信号，然后由下一组阵元产生下一次发射声束并接收信号。在有些线性扫描方式中，对于同一条扫描声束，其参与发射声波和接收声波的阵元也可略有差别。把每次接收的回波信号经过放大处理后，加在显示器z轴上，调制其亮度，y轴表示回波深度，x轴对应声束扫描的位置，由此合成一幅矩形超声断面图像。

上述描述的是最基本也是最常见的常规扫描，为了改进此扫描方式的不足和提高扫描分辨率，还可采取隔行扫描、飞越扫描、半步距扫描和微扇角扫描等。现以128阵元线阵换能器及其系统为例，说明常规扫描和其他改进型的扫描是如何进行的。

如图1-16所示，设每次由6个阵元编为一组来发射和接收声波，常规扫描实现的方式是第一次脉冲激励和参与合成接收声束的阵元为1，2，…，6；第二次为2，3，…，7；第三次为3，4，…，8，依次类推，在一帧图像中，最后一组发射超声波的阵元编号为 123，124，…，128。若每组阵元数目为偶数，则扫描声束位置位于阵元组中心相邻阵元的中间，如图 1-16 中第一次扫描声束位置在 3，4 中间，第二次在 4，5 中间。若换能器阵元数为 m，参与合成一条扫描声束的阵元数为 n，则一帧线性扫描图像由 $m-n+1$ 条扫描线组成。在常规扫描中，前一条声束回波产生的多次反射信号和深层回波信号，对后一条声束回波信号常产生干扰。

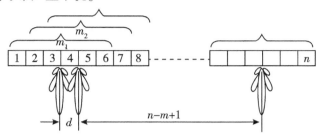

图 1-16　线性扫描波束控制

　　为了降低前一次扫描回波信号对后一次扫描回波的干扰，常将前后两次扫描声束位置间距拉大，隔行扫描即可达到此效果。在隔行扫描中，第一次扫描所用阵元为 1，2，…，7；第二次为 3，4，…，9；……第六十一次为 121，122，…，127；第六十二次为 2，3，…，8；第 63 次为 4，5，…，10；……最后一次为 122，123，…，128。扫描声速位置依次为 4，6，8，…，124，5，7，9，…，125，即先扫描奇数线，后扫描偶数线，每帧图像仍由 $m-n+1$ 条扫描线组成。此扫描方式扫描线数不变（分辨率不变），但降低了声束间的影响。

　　图 1-17 为 $1/2d$ 间距扫描示意图。与前述扫描方式相比，图 1-17 的每帧图像中扫描线数增加了 1 倍。此外，飞越扫描、微扇角扫描等扫描方式都不同程度地改善了扫描声束间的干扰和图像分辨力。在线性扫描 B 型超声设备中，各种线性扫描方式已与电子聚焦、实时动态聚焦、实时动态孔径、动态变迹及动态频率扫描等技术相结合，在整个扫描范围内，可获得优越的声束分辨特性、很高的旁瓣抑制能力和较大的信号动态范围。

阵元阵列

		1	2	3	4	5	6	7	8	9	10	11	12	
第1个触发信号	发	1	2	3	4	5	6	7	8	9	10	11	12	
	收	1										11		
第2个触发信号	发	1											12	
	收		2										12	
第3个触发信号	发		2											13
	收		2										12	
第4个触发信号	发		2											13
	收			3										13

图 1-17　$1/2d$ 间距扫描示意

（二）电子凸阵线性扫描

　　现有 B 型超声设备，尤其是线性扫描 B 型超声设备，常配有凸阵扫描探头进行腹部脏器的扫查。凸阵扫描探头的阵元排列仍然是线性的，只不过线性排列的阵元安置在一凸形的支撑面上，构成凸阵探头。

凸阵探头的声束控制方式与线性扫描系统的基本相同，由一组阵元发射，产生发射声束；接收时，将该组阵元输出叠加求和，合成接收声束。之后，通过电子开关的切换，产生下一条发射与接收声束。为保证声束有较理想的特性，发射、接收时须考虑阵元在凸面上排列造成的行程差，同时也常将发射电子聚焦、接收实时动态聚焦、动态孔径等技术结合使用，以改善凸阵扫描图像的分辨力。

凸阵扫描的图像同时兼有线性扫描的近场和扇形扫描远场都较大的特点，克服了线性扫描的远场和扇形扫描的近场都较小的缺点。因为凸阵扫描方式与线性的相同，其电路构成基本相同，所以线性扫描 B 超系统可同时支持线阵和凸阵探头的扫描，同时，线性扫描 B 超系统的造价和技术难度远低于相控阵扇形扫描 B 超系统。凸阵系统特别适用于腹部脏器及特殊部位的扫描。许多厂家也开发研制一些尺寸较小的凸阵探头放置于肋间隙处进行心脏成像，以替代造价及精密程度高的相控阵探头。

六、电子相控阵扇形扫描

上述凸阵线性扫描探头也可用于肋间隙成像，但在相控阵 B 型超声设备中，采用较小尺寸的线阵换能器进行多阵元等延迟发射和接收超声波，使合成声束方向发生偏转，声束很容易通过胸部肋骨间小窗口在人体内做扇形扫描以达到探测整个心脏的目的。这种扫描方式称为相控阵扫描，能实现这种扫描方式的探头就称为相控阵探头。

（一）相控发射

图 1-18 显示多阵元超声换能器发射超声时声束方向变化的情况。若阵元组内各阵元同时被激励，则产生的合波波束如图 1-18A 所示，波束垂直于换能器表面，主波束与阵列的对称轴重合；若阵元间按一定时差 $\Delta\tau$ 顺序被同一脉冲激励，则各相邻阵元所产生的超声脉冲亦将相应延迟 $\Delta\tau$，合成波束不再垂直于阵列，而是与阵列的法线形成一夹角 θ。$\Delta\tau$ 变化时，θ 夹角也变化，如果保持 $\Delta\tau$ 不变，颠倒阵元被激励的先后顺序，合成波束将偏转到阵列法线另一侧相同夹角的方向（图 1-18B）。

声束偏转角 θ 是关于阵元间受激励延迟时间 $\Delta\tau$ 的函数（图 1-19）。按延时间隔顺序激励各阵元，发射的超声波在传播媒质中叠加形成合成波束。M 表示合成波波前平面。从波的合成理论可知，合成波波前平面与各阵元的波前相切，所以各阵元到合成波波前平面的距离等于各个阵元波前平面的半径，合成波束的指向与阵列法线方向的夹角为 θ时，相邻阵元的波行程差 L 为：

$$L = d \cdot \sin\theta \tag{1-8}$$

对应于这一行程差的偏转延迟时差 $\Delta\tau$ 也是 τ_{st}，即：

$$\tau_{st} = \frac{d}{v}\sin\theta \tag{1-9}$$

式（1-9）中，v 是组织中的声速。因为设组织内声速恒定，所以可表示为：

$$\theta = \sin^{-1}\left(\frac{v}{d} \cdot \tau_{st}\right) \tag{1-10}$$

式（1-10）即为发射声束偏转角 θ 与偏转延迟 τ_{st} 之间的数字关系式。改变 τ_{st} 就可改变声束偏转角 θ，使合成波束按扇形等角速度扫描。

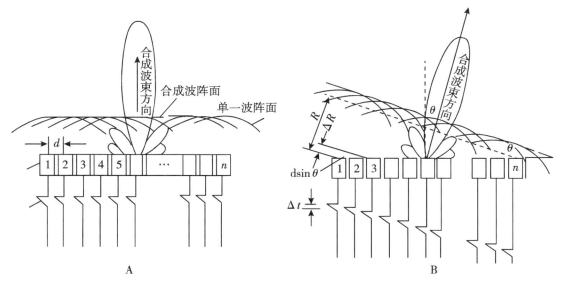

A. 同时激励合成波束；B. 等时差激励合成波束。

图1-18　相控发射波束

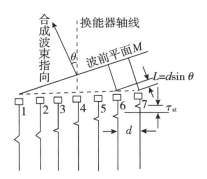

图1-19　声束偏转角度与发射延迟的关系

（二）相控接收

当换能器发射的超声波在媒质内传播遇到回波目标时，将产生回波信号。回波信号到达各阵元的时间存在差异，这一时差与媒质中声速和回波目标与阵元之间的位置相关。如果能准确地按回波到达各阵元的时差对各阵元接收信号进行时间或相位补偿，然后求和叠加，就能将特定方向的回波信号叠加增强，而其他方向的回波信号叠加后减弱甚至完全抵消。这样，接收延迟叠加产生接收合成波束，使阵列换能器接收信号具有方向性。改变对各阵元或各通道回波信号补偿的延迟时间，就可改变接收合成波束相对于阵列法线的偏转角度。这就是相控接收的原理。

在相控阵扇形扫描过程中，为了进行显像，并使发射与接收合成波束宽度尽可能窄，且具有较高的信号检测灵敏度，要求发射合成波束与接收合成波束的偏转角相等，因而发射与接收偏转延迟也相等。

（三）声束偏转电子聚集

在相控阵 B 型超声诊断仪中，为了使相控偏转后的合成声束聚焦，相邻阵元被激发的延迟时间应由偏转延迟和电子聚焦延迟时间两部分组成。接收声束偏转电子聚焦也是如此。等时差偏转延迟时间确定声束偏转角，而聚焦延迟量所构成曲线与声速共同确定聚焦焦距。发射声束偏转固定电子聚焦和接收声束偏转实时分段动态聚焦原理如图 1-20 所示。

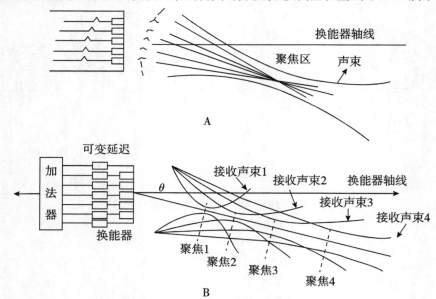

A. 发射声束偏转固定聚焦；B. 接收声束偏转动态聚焦。

图 1-20 声束偏转电子聚焦

七、机械扫描技术

机械扫描技术指的是以马达为动力，借助于机械传动机构，使超声换能器旋转或平移运动，实现空间两维声束扫描的一种 B 型显像技术。

机械扫描技术的应用比电子扫描技术更早一些。扫描的方式也较多，其中，机械扇形扫描、机械径向扫描方式由于它们固有的特点，与普遍使用的电子扫描方式一起，被广泛使用，其他的扫描方式由于应用上的局限性，已被淘汰。

用机械方法使换能器发射的声束做一定角度的扇形扫描，可获得如图 1-21 所示的扇形图像。扇形扫描具有探头与体表接触面积小、近场视野小、远场视野大等特点，因此可以用很小的透声窗口避开肋骨和肺对超声声束的障碍作用，非常适合于心脏的切面显像，是目前心脏实时动态研究的最有效手段。此外，扇形扫描还可以用于腹部器官、妇产科和新生儿颅内结构的切面显像检查。

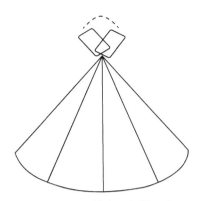

图 1-21 机械扇形扫描图像

从早期的往返摆动式机械扫描到马达驱动单晶片做 360°匀速旋转的扇形扫描，再到三晶片选择式，直至环阵多晶片旋转机械扫描，技术的进步使机械探头的扇形扫描线的均匀性、振动和噪声得以改善，同时声束特性也有极大的改进。

如图 1-22 所示的环阵多晶片换能器组，改变延迟激励设置可获得 3 个不同深度聚焦点，再同轴安装 3 个这样的晶片组，此环阵探头组较单晶片机械扫描探头明显地提高图像质量，并保证足够高的成像帧频。

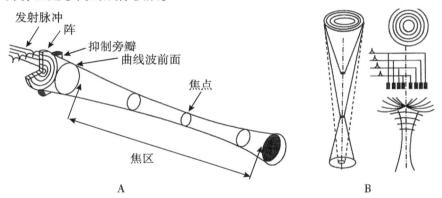

A. 聚焦声束；B. 聚焦超声束。
图 1-22 机械环阵探头的多点聚焦

上述种种扫描方式为我们提供了各种解决临床问题的方法。电子扇形扫描是完全通过电子控制进行的，没有任何机械运动部件，可实现高速实时显像，但声束特性较差，旁瓣影响大，制作工艺复杂，成本高。因为是电子控制，所以重复性好，精密度高，牢固结实，不易损坏，耐用。而机械扇形扫描是靠马达，通过一定的机械装置来驱动换能器实现的，它的显像速度受到限制，但基本可以达到心脏实时显像的要求。晶片数目少且尺寸较大，聚焦容易实现，旁瓣小，声场特性好；缺点是易磨损，重复性、稳定性较差，体积大，操作不便。

第四节 超声诊断仪的组成结构

随着微电子技术和超高速计算机技术的发展，超声在医学领域的涉及面越来越广泛，超声医学仪器的种类也复杂繁多，其中超声诊断成像系统的发展比较迅速且比较规范，已形成极具特色的医用成像设备。这里我们仅介绍超声诊断仪主要的技术指标，如探头频率、脉冲重复频率、几何分辨力和帧频等，并详细介绍超声诊断仪的组成结构，让大家对医学超声诊断仪器的性能要求有一个初步的了解。

一、医学超声诊断仪的主要指标

（一）探头频率

一般探头上标识的频率，是指探头或仪器工作的中心频率或载波频率，如 3.0 MHz 或 10.0 MHz。超声诊断仪都是脉冲反射成像，探头发射的仅是高频的脉冲载波信号。通常探头只有一个中心频率，理论上是有一定带宽的信号，这里仅仅意味着超声信号的频带（3 dB 带宽）很窄。

早期的探头频率响应是单一的，即其频带响应是单峰的，只有一个很窄的响应频带宽度，可以认为是单一的工作频率。但随着材料学、电子学、数字信号处理等相关技术的发展，超声工程技术人员发现，多响应频带或宽频带响应的压电材料，可以获得图像分辨率及穿透力的同步改善。例如，当变频探头遇到受检者较胖的情况时，可设置探头工作在较低频率，若受检者为小儿或体瘦者，可让探头工作在较高频率，获得良好的分辨力。当探头为宽频带探头时，发射的超声一般为一宽频带信号，无法用中心频率来标称探头的工作频率。当探头为谐波成像探头时，其发射频率与接收频率并不相同，后者为前者的 2 倍；若是变频探头，则探头可依据操作者设定的条件，分别工作在不同的频率。

（二）脉冲重复频率

脉冲重复频率（pulse repetition frequency，f_{PR}）是超声诊断仪很重要的指标，指单位时间内脉冲发射的重复次数（图 1-23），即：

$$f_{PR} = 1/T \tag{1-11}$$

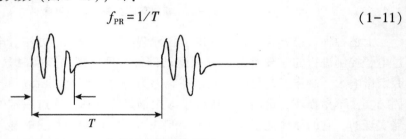

图 1-23 超声脉冲的重复周期

f_{PR} 的高低选择是有要求的，其最低重复频率为下限频率 f_{min}，最高重复频率为上限频率 f_{max}。

根据采样理论确定 f_{min}。当观察运动目标时，重复频率应不小于运动最高频率的

2倍。例如，观察心脏时，运动目标的最高频率为二尖瓣的运动频率，约为100 Hz，因此，f_{min}应不小于200 Hz，即考虑到图像的清晰度，系统的重复频率应大于200 Hz。

f_{max}取决于最大探测深度L与多次反射衰减的时间。为了不出现距离模糊，在发射下一个周期脉冲信号前，来自最远探测深度目标的回波信号已到达了接收换能器表面，即：

$$f_{max} = v/2L \qquad (1-12)$$

例如，探测深度为20 cm，超声波在组织中的传播速度为1.54 mm/μs，则最大重复频率$f_{max} = 3\,850$ Hz，$T = 260$ μs。由于人体组织存在多重界面，传播时会产生多次反射，可能造成回声图像模糊，因此实际的超声诊断仪器选取的脉冲重复频率比计算得到的值要小许多，一般取1 000～2 000 Hz。这样可避免多重界面反射造成的图像模糊。

脉冲重复频率的选取还要考虑不发生多普勒信号频谱的混叠，脉冲重复频率应满足下式（1-13）：

$$f_{PR} > 2f_{Dmax} \qquad (1-13)$$

式（1-13）中，f_{Dmax}为多普勒最大频移。在超声脉冲多普勒系统中，若f_{PR}取1 000～2 000 Hz，则难以满足一般临床检测的需要。实际仪器设计时会折中考虑。

（三）几何分辨力

超声诊断仪的分辨力是衡量仪器性能的一项重要指标，与诊断结果密切相关。超声仪器的分辨力分为纵向分辨力与横向分辨力，空间分辨力与图像分辨力，等等。分辨力与超声换能器性能、生物组织的声场特性、仪器扫描方式、信号动态范围和系统频率特性及显示器性能都有关系。

1. 纵向分辨力R_d

纵向分辨力又称为轴向分辨力或距离分辨力，它是衡量仪器对超声波在其轴向（声束传播方向）上的识别能力，其定义是在轴线上可以识别的两个目标点之间最小距离的能力。对于连续超声波，纵向分辨力可以达到的理论值为半波长，提高发射频率可以提高纵向分辨力。但是，生物组织对超声波的衰减随频率的增加而增大，频率升高会影响穿透深度。因此，权衡成像深度与分辨率之间的关系，纵向分辨力一般只设计达到2～3个波长值。对于超声脉冲回波系统，纵向分辨力还与超声脉冲的有效脉宽有关，有以下关系：

$$R_d = v \cdot T/2 \qquad (1-14)$$

脉冲回声检测系统的脉冲持续时间T与系统增益密切相关。增益越大，纵向分辨力会相应增大，如图1-24所示，增益分别为0 dB、10 dB、20 dB、40 dB时，脉冲持续的时间随增益增加而增长，纵向分辨力随脉冲持续时间增长而减小。另外，检测阈值、动态范围越大，回波的脉冲有效宽度就越宽，纵向分辨力也随之降低。此外，纵向分辨力还与系统带宽、衰减相关。

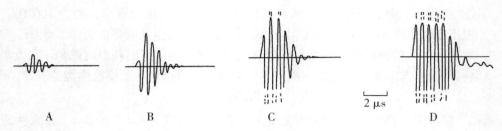

A. 0 dB；B. 10 dB；C. 20 dB；D. 30 dB。

图 1-24　不同增益接收回波脉冲波形

2. 横向分辨力 R_w

横向分辨力是衡量超声波仪器在垂直于超声波传播方向（声束方向，也是轴线方向）上的识别能力，又被称为侧向分辨力。其定义是超声束可以识别垂直于轴线方向上 2 个目标点的最小距离的能力。在声束扫描成像过程中，超声束的有效宽度与横向分辨力密切相关，声束越窄，横向分辨力越好。图 1-25A 的声束在扫描中可产生 2 个反射回波，图 1-25C 显示无法获得 2 个目标点的独立回声，因此，图 1-24A 的横向分辨力最好，图 1-24C 的最差。由换能器声场特性可知，超声束是发散的，在近场，声束宽度与换能器尺寸相当，在远场，声束宽度随传播距离增加而变宽，因此，横向分辨力下降；而提高频率，近场延长，远场声束扩散角变小，说明工作频率越高，横向分辨力越好。归根结底，横向分辨力和声束宽度密切相关。聚焦技术可大大改善横向分辨力。另外，声束的有效宽度在脉冲回声检测系统中与阈值门限和动态范围相关，阈值越低，动态范围越大，束宽越宽，横向分辨力越差。一般而言，超声诊断仪的横向分辨力总是比纵向分辨力差。

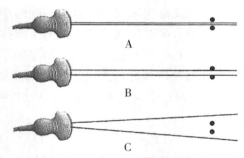

A—C. 横向分辨力依次递减。

图 1-25　声束宽度对横向分辨力的影响

（四）帧频

超声成像系统每秒成像的帧数被称为帧频（frame frequency，f_f）。每秒 24 帧以上的系统称为实时成像系统（早期 16 帧的成像速度基本上也可满足临床诊断的需要，也称为实时超声），与静态成像系统相对应。实时成像是 B 超的一大特点，它可以方便地观察心脏舒缩过程、血液的流动变化情况。目前的超声成像设备在一定条件下可获得高达 400 Hz 以上的帧频。B 超诊断系统由于采用反射成像，超声波在人体组织中的平均传播速度为 1 540 m/s，声波从探头发射到达 1 cm 的组织深度然后再反射回探头约需要 13 μs，设最大探测深度（单位：cm）为 D，则按最大探测深度计算，每条扫描线需要的时间（单位：μs）为 13 D。若每帧图像由 N 条扫描线构成，则一帧图像需要的时间（单位：μs）为 13 DN，故帧频 f_f 为：

$$f_f = \frac{10^6}{13DN} \tag{1-15}$$

由此可见，帧频、扫描线数和探测深度三者之间的积是一常数，若要提高其中一个指标，必然以牺牲另外两个指标为代价。在探测深度不变时，扫描线数与帧频直接相关。扫描线数一般用线密度表示（线密度等于扫描线数除以换能器长度），线密度在一定程度上决定图像质量的好坏。

从成像质量角度看，扫描线数越多图像质量越好，但扫描线数增加后必然会降低帧频或探测深度，而帧频太低又会出现图像闪烁，一定的探测深度是诊断所必需的，因此，必须在三者之间取折中参数。目前的设备通常取 f_f 为 25 ～ 30 Hz，探测深度 $L = 20$ cm，扫描线数 $N = 128$。

二、超声成像系统的构成

伴随着微电子技术和计算机技术的快速发展，超声诊断仪在近十几年有了长足的发展，它的功能与技术主要集中表现在二维、三维及实时三维超声诊断成像仪上。为了提高成像系统的性能，在信号与图像处理各环节上采用了新技术，由专用的数字计算机控制数字信号的存储与处理及整个成像系统的运行，使图像质量大为提高。另外，在换能器材料、结构上也进行大量的研究并取得突破性成果，具有较宽响应频带和低声阻抗、高介电性能及压电性能的材料相继面世，提高了超声成像信号的信噪比，极大地促进超声图像的改善。

从现行 B 型超声诊断仪的电路构成来看，它的组成基本相同，但具体电路设计会有所变化。本小节主要针对其中一些重要的电路结构进行讨论，如线阵扫描方式的发、收电路，聚焦电路，时间增益补偿（time gain compensate）电路，对数压缩电路及数字扫描变换器（digital scan convertor，DSC）等。

按照目前仪器较普遍的方式，超声成像系统的结构框如图 1-26 所示。

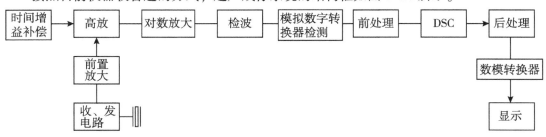

图 1-26 超声成像系统的结构框

（一）接收放大

换能器将接收到的超声回波脉冲转换成电信号输出，加到前置放大级进行放大。放大器的动态范围有限，约为 40 dB，而人体中反射回波的动态范围可达 100 dB 以上，因此，要采用增益控制技术。

处在不同距离上的回波目标，即使反射系数相同，但由路程衰减引起的回波大小差异，也需要用时间增益补偿技术。

超声波在人体组织中传播时会有明显的衰减，为了使处在不同深度、具有相同反射系数的界面在显示图像上有同样的灰度，仪器中需要设计深度增益补偿电路。另外，在临床诊断中有时需要突出某一深度范围内的回波信息，也需要人为地调节该深度范围内的信号增益。我们将这类补偿统称为时间增益补偿。

在检波前系统只用固定 TGC 曲线补偿深度衰减，使信号在模拟数字转换器变换前有一个合适的动态范围。为了更准确地调整不同深度的增益，提供一可小范围手动调节的增益补偿调节旋钮或拨片。早期的 B 型超声显像仪只能粗略地调节近场与远场的增益，目前较先进的仪器为分段增益控制，即可以人为调节对应一小段区域内的增益（图 1-27）。分段增益补偿是在模拟数字转换器变换后进行的，因此冻结图像或将图像存储到仪器硬盘或磁介质后，时间增益补偿调节不会起作用。

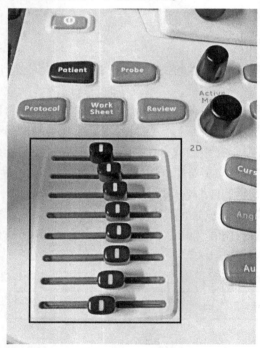

图 1-27　增益分段控制器（图中方框内）

（二）对数放大

面对过大的输入信号动态范围，接收电路采取的增益控制技术是进行对数压缩。由于反射系数的差别，相邻的各种反射体与散射体的回波大小不同。另外，显示器的动态范围很小，只有 30 dB 左右，为均衡这类差异，将大动态范围的回波信号能在小动态范围的显示器上显示，必须压缩动态范围。对数放大器的电学特性能满足上述要求。采用对数放大器来处理信号虽被称为对数放大，但实则为压缩信号动态范围。实际应用的对数放大器是线性-对数放大器，即在小信号时为线性放大，在一定范围内为对数放大（图1-28）。

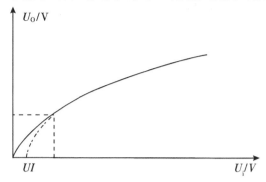

图1-28 线性-对数放大器的响应曲线

（三）检波

在超声成像中，我们主要关心的是反射回波的幅度变化，因此，可将高频信号滤除，仅留信号变化的幅度、相位、时间等信息（图1-29）。

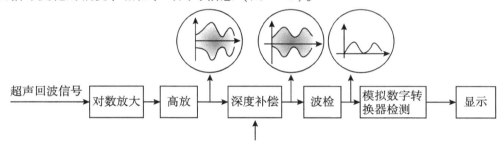

图1-29 幅度检波后的信号

（四）图像前处理技术

在带有数字扫描变换器的超声诊断仪中，一般都在信号出入DSC的前后分别进行信号转换和处理，在使用DSC前对信号进行的处理被称为前处理，在使用DSC后进行的处理被称为后处理。

前处理要完成的主要工作有时间增益补偿、动态范围变化、图像显示深度变化、帧相关及边缘增强等。综合运用这些处理方法可以有效地抑制噪声，突出有用信息，从而获得更清晰的图像。

（五）数字扫描变换器

数字计算技术的迅速发展，为实时图像处理所需的速度与存储能力提供条件。

20世纪70年代，数字计算技术已在超声成像中普遍应用。现代的超声诊断成像仪带有图像存储和处理装置。

DSC作为医学超声成像中图像存储和处理的关键组件出现在1974年。通过应用DSC，超声换能器扫描过组织所得的回波幅值可以存贮起来，并以TV幅面进行图像显示，像素处理数目为 128×128 个，数据位为 8 位，即 64 个灰阶，完成一次 B 型显像需要 10～15 s。1976 年，有了用微机控制的 DSC，并发展了几种数据处理算法，有了初步的数字图像处理技术，提高了图像的分辨率。DSC 由于图像稳定、处理方便等优点，已取代模拟扫描转换器（analog scan converter，ASC）。DSC 像素数目一般为 512×512 个，灰阶已不再是早期的 32 个或 64 个，而是高达 256 个或 512 个，显示没有闪烁，图像处理的能力与可靠性都大为提高，与实时成像仪配合，实现实时成像。

实质上 DSC 是一台存储容量极大的微型计算机，它将超声扫描的回波信号幅度信息转换成数字信号，进行数字化储存和处理，再按标准 TV 扫描模式读取信号，在 TV 监视器上显示。另外，DSC 将超声扫描方式和显示过程中的逐行扫描方式进行转换，如线阵探头的列扫描信息。相控阵探头的扇形扫描及腔内探头的径向扫描，都是通过应用 DSC 方便地读取数据。

随着 DSC 处理功能的强化，出现数字信号处理器（digital signal processor，DSP）。DSC 使现代实时超声诊断成像仪具有以下特点：

（1）标准 TV 显示，便于视频磁带记录（video tape recorder，VTR）与其他记录设备（如显示器、打印设备等）兼容。

（2）对回波数据进行前、后处理，提高图像质量。

（3）插入帧数，减少图像闪烁。

（4）数字图像处理技术，改善图像质量。

（5）即时帧冻结和图像回放，多幅图像同步显示和回放。

（6）对回波数据进行测量计算，图像区内标注，并使图像区外显示工作状态及设置条件。

（六）后处理

从三个方面对超声图像进行后处理。首先，可对图像中各个像素点进行处理，如 γ 校正、窗口灰度处理等。然后，在二维平面上对一整幅图像做图像处理，如二维平滑、直方图均衡等。最后，对图像做时序处理，如帧冻结、电影回放等。

（七）显示

超声脉冲回声信号经射频放大、检波、视频放大处理后，作为显示器的输入信号进行显示。显示器的选用关系到医学超声诊断仪的图像质量。尽管目前各大超声生产厂家都为自己的超声高端产品提供了液晶显示屏（liquid crystal display，LCD），但阴极射线管（cathode ray tube，CRT）作为早期超声仪的标配显示器有较大的动态范围和较高的分辨力，以及鲜明的图像锐度。按照偏转系统的不同，CRT 可分为静电式和电磁式两种阴极射线管。下面简单介绍 CRT 的工作原理。

CRT 是一种特殊类型的真空管，由电子枪、偏转系统和荧光屏三部分组成。由电子枪产生很窄的电子束，加速后飞向阳极。阳极表面涂有荧光层，在电子束轰击下产生光进行显示。

1. 电子枪的组成

电子枪由阴极、控制极和阳极组成，装在管颈内。在电子枪中，灯丝起着激发作用，阴极受到灯丝加热后，便把电子以极高速度向外发射，控制极和阳极起着枪膛的作用，使电子束集中射向一点，电子束的强弱和速度由控制极信号加以精确控制。

（1）阴极。阴极的主要作用是使灯丝产生大量电子，以高速度向外发射。阴极电位一般为−2 000 V 左右。

（2）控制极（调制极）。控制极是一个与阴极同轴的镍制圆筒，其顶部有一个约 1 mm 的圆孔，对准阴极发射部分。控制极电位一般负于阴极电位，电位越高，电子射线越强。超声诊断仪上的辉度调节旋钮就是用来控制控制极电位的。

（3）阳极。它使电子枪的电场对电子束聚焦。超声诊断仪的聚焦调节的就是阳极电位。

2．偏转系统

静电式阴极射线管的偏转系统由两对相互垂直的偏转板组成，按其方位分别被称为水平偏转板和垂直偏转板，即 x 偏转板和 y 偏转板，分别控制电子束的水平和垂直方向的运动。

在 A 型超声诊断仪中，通常在水平偏转板上加上锯齿波电压，重复频率同脉冲重复频率，即时基信号。当电压从低电位均匀地向高电位上升时，电子束从左向右扫过阴极射线管管面，电压升高到额定值后，电子束到达最右边的位置。然后随着电压下降，电子束迅速回扫到左边重新开始，如此往复，被称为扫描。锯齿波电压变化的快慢决定扫描时间的长短，而在垂直偏转板上加上经过放大的超声脉冲电压信号，这就使水平扫描的光点同时产生一个向上（垂直）的偏移。

3．荧光屏

荧光屏由灯丝、栅极、阳极三个基本电极组成。灯丝极为热电子发射源，栅极用于加速和控制电子，阳极上的荧光粉受电子撞击而发光。

（八）其他显示和记录方式

1．照相记录

在计算机技术还未普及的 20 世纪 90 年代前，记录典型病例超声图像的最常见方式的是用照相机，常用 35 mm 或 100 mm 胶片。利用 47 型、87 型或 107 型胶片，其速度为 3 000 ASA，曝光 10 s 即可得到图片。A 型扫描图通常采用光圈 f8，曝光 1/25 s 即可，B 型超声图像用 f4 即可。波拉相机很容易取得一次显像的 B 型超声图像，可以很迅速地得到正片或负片，免除胶片的冲洗过程，曾经被广泛应用。但由于成本较高，制作周期长，不宜长期保存，加上数字化技术的快速发展，目前鲜有使用。

2．热敏打印机

这是数字存储未普及前配置最多的记录图像设备，其费用低廉和方便程度远优于照相记录法。它是在多灰阶的热敏纸上打印超声图像，信号接口多为 BNC 接口接驳复合视频信号，图像灰度还原较好。另外还有彩色热敏打印机，其工作原理与黑白的相似，只是对彩色的处理要分红、绿、蓝三色分别打印，比黑白打印要费时，但图像效果还不错，打印色带和打印纸成本也在逐年降低。即便这样，目前热敏打印机已被价廉、功能齐全的超声工作站取代。

3. 录像

由于 DSC 的出现，超声图像的格式和其他记录设备兼容，录像是 20 世纪记录动态图像和大量资料回顾分析的经济实惠的方法之一。超声信号以复合视频 RF 或 RGB 方式接入录像机，录像机播放的图像也可通过接口以相同的信号方式送入超声仪器，方便观察，有的超声设备还可对录像带的图像进行回测。在数字化存储还未推行、设备信号仍为模拟信号时，这种具有动态图像记录和回测的方式非常重要。

4. 数字存储

随着计算机技术的发展，超声仪器的信号处理倾向数字方向发展，图像也可以以数字信号形式记录在磁介质中，如超声仪器中的硬盘、软磁盘和各种规格容量不同的 MO 磁光盘，以及光盘、移动硬盘、U 盘上。这些图像不会有时间衰减特性，信号不丢失或失真，同时有利于图像转存和信息共享、教学和病历回顾及管理。使用磁光盘存储极大地方便了超声图像的存储和读取。

5. 图文工作站

随着网络技术的不断深入，以及各类信息融合的实际需求，已有不少单位选用超声图文工作站，将其作为超声报告书写、影像图像管理、传输的首选方法。

6. 网络存储和传输

随着超声设备和计算机设备共同发展，通过提供数字接口和遵从网络协议，遵照 DICOM3.0 标准和协议，凭借互联网和局域网，将超声仪器内部的信息传送到指定服务器，完成设备的内部信息检测、故障分析、图像传输、图像存储等，更方便地实现共享。

第二章

X 线对比剂与造影技术

第一节　X 线对比剂

一、定义与具备的条件

（一）定义

X 线诊断根据人体各组织器官对 X 线吸收程度的不同而形成的不同密度的影像进行评判。当人体某些组织器官的密度与邻近组织器官或病变的密度相同或相似时，就难以显示成像区域的影像层次，不便于成像区域的影像观察。此时用人工的方法将高密度或低密度物质引入体内，使其改变组织器官与邻近组织的密度差，以显示成像区域内组织器官的形态和功能。这种引入的物质被称为对比剂（contrast medium），这种方法被称为造影检查。对比剂的引入将改变成像区域组织或器官的密度差异，从而改变成像区域的影像对比度，以利于判断成像区域的病变特征，扩大了 X 线的检查范围，为临床影像提供了更多的诊断信息。

（二）对比剂应具备的条件

对比剂是一种诊断性用药，主要是钡剂和碘剂，它们不透 X 线，其次还有气体对比剂。在进行 X 线检查时，可利用对比剂的高原子序数或低原子序数的特性在体内分布而产生密度对比，使普通影像上看不到的血管和软组织清晰显影，从而使诊断医生获得更多的影像诊断信息。对比剂可以经人体自然通道或经动脉或静脉引入人体内，并分布到成像区域。对比剂不会在体内产生代谢或变化，它以原形经过泌尿系统或胃肠道排出体外。

X 线对比剂种类繁多，理化性能各异。理想的对比剂应具备以下条件：①与人体组织的密度对比相差较大，显影效果良好。②无味、无毒性及刺激性和不良反应小，具有水溶性。③黏稠度低，无生物活性，易于排泄。④理化性能稳定，久贮不变质。⑤价廉且使用方便。

二、对比剂的分类

对比剂的分类有多种方法，临床常见分类是阴性对比剂和阳性对比剂。

（一）根据对比效果分类

1. 阴性对比剂

阴性对比剂是一种密度低、吸收 X 线少、原子序数低、比重小的物质。X 线片上显示为低密度或黑色的影像，一般都为气体，常用的有空气、氧气和二氧化碳。此类对比剂常被用于直接注入体腔形成双重对比，如膀胱双造影、胃肠道双造影等。

阴性对比剂之间的差别主要在于溶解度不同。空气在组织或器官内溶解度小，不易弥散，停留时间较长，不良反应持续时间较长，进入血液循环有产生气栓的危险，但采集方便；二氧化碳溶解度大，易于弥散，停留在组织和器官内的时间短，不良反应小，即使进入血液循环也不发生气栓。由于吸收快，检查必须迅速完成。氧气的溶解度介于空气和二氧化碳之间，停留在组织与器官内的时间较二氧化碳长，产生气栓的概率较空气小。

2. 阳性对比剂

阳性对比剂是一类密度高、吸收 X 线多、X 线衰减系数大、原子序数高、比重大的物质，X 线照片上显示为高密度或白色的影像。通常可分成四类：①难溶性固体钡剂对比剂。②主要经肾脏排泄的对比剂。③主要经胆道排泄的对比剂。④碘油脂类对比剂。后三类阳性对比剂主要是含碘化合物。碘离子吸收 X 线形成对比，产生造影效果，其显影效果与碘含量成正比。但经胆道排泄的对比剂基本不用，碘油脂类对比剂的产品目前主要是超液化碘油，主要用于介入性的栓塞治疗。

阳性对比剂有医用硫酸钡剂和碘对比剂两种。钡剂是胃肠道 X 线检查的理想对比剂。碘对比剂目前使用的主要是有机碘，临床上使用范围广，除主要用于血管造影外，还用于胃肠道狭窄性病变和梗阻性病变的造影检查，以及非血管部位的造影检查。

（二）根据使用途径分类

（1）血管内注射对比剂。该类对比剂为水溶性含碘制剂，利用碘的高 X 线吸收的特点，提高组织的对比度。主要是静脉注射用，也可以直接用于动脉注射。

（2）椎管内注射对比剂。该类对比剂穿刺后被注入蛛网膜下腔，可做椎管及脑池造影。

（3）胃肠道使用对比剂。X 线胃肠道检查用的阳性对比剂主要是钡剂，可口服，亦可自肛门注入灌肠。

（4）腔内注射对比剂。腔内注射对比剂，如膀胱造影、胸膜腔造影等。

（5）胆系对比剂。碘制剂经过胆系排泄的对比剂，可使胆管内呈高密度，是一种间接显影对比剂。胆系对比剂可经静脉注射排泄到胆管系统（胆管与胆囊）；也可经口服，排泄到胆管系统（胆管与胆囊）而使其呈高密度而易于被识别。

（三）根据碘的分子结构分类

1. 离子型对比剂

溶液中含有离子存在的对比剂称为离子型对比剂。

（1）离子单体。离子单体的每个分子有 3 个碘原子、1 个羧基，没有羟基。在溶液中每 3 个碘原子有 2 个离子（比率为 1.5）。常用的有甲基泛影葡胺等。

（2）离子二聚体。离子二聚体的每个分子内有 6 个碘原子、1 个羧基、1 个羟基。溶液中每 6 个碘原子有 2 个离子（比率为 3）。常用的有碘克酸等。

2. 非离子型对比剂

溶液中无离子存在的对比剂称为非离子型对比剂。

（1）非离子单体。非离子单体呈非离子状态。每个分子有 3 个碘原子（比率为 3），4～6 个羟基，没有羧基。常用的有碘海醇、碘普罗胺（优维显）等。

（2）非离子二聚体。非离子二聚体呈非离子状态。每个分子有 6 个碘原子（比率为 6），8 个以上的羟基，没有羧基。常用的有碘曲仑（伊索显）等。

（四）根据渗透压分类

1. 高渗对比剂

高渗对比剂主要指离子单体对比剂，如甲基泛影葡胺。早期的对比剂基本上浓度都在 300 mg/mL 左右，因此渗透压在 1 500 mmol/L 左右。随着较高浓度的对比剂的开发，高渗对比剂的渗透压随着浓度的提高而增加。例如，浓度为 370 mg/mL 的复方泛影葡胺渗透压高达 2 100 mmol/L。这种对比剂副作用的发生率较高。

2. 低渗对比剂

随着新型对比剂的开发，对比剂的渗透压大幅度下降。低渗对比剂主要是非离子单体对比剂和离子二聚体对比剂。当浓度为 300 mg/mL 时，渗透压为 500～700 mmol/L。低渗对比剂的渗透压并没有达到实际意义上的低于人体渗透压，只是相对于高渗对比剂而言，与人身体的渗透压相比还是要高得多。即使是低渗对比剂，随着浓度的增加，渗透压也随之增高。例如，非离子单体的碘海醇，当浓度升到 370 mg/mL 时，渗透压就从 627 mmol/L 上升到 844 mmol/L。

3. 等渗对比剂

等渗对比剂主要是非离子二聚体对比剂，渗透压在 300 mmol/L 左右，与正常人体的渗透压基本相同。

三、对比剂的理化特性

（一）钡剂

医用硫酸钡英文名为 barium sulfate for suspension，化学式为 $BaSO_4$，相对分子质量为 233.39。医用硫酸钡为白色疏松细粉，无味，性质稳定，耐热，不怕光，久贮不变质，难溶于水和有机溶剂及酸碱性溶液。熔点为 1 580 ℃，密度为 4.50 g/cm^3（15 ℃），在自然界以重晶石矿物存在。硫酸钡是优质的白色颜料，俗称白钡，它遇空气中的硫化氢不会变黑，比白色颜料硫酸铅为好。硫酸钡溶解度很小，容易沉淀，能吸收 X 线，是一种无毒的钡盐。

医用硫酸钡为难溶性固体对比剂，它不溶于水和脂质，能吸收较多量 X 线，进入体内胃肠道后，不会被胃肠道黏膜吸收，能较好地涂布于肠道黏膜表面，与周围组织结构密度对比差异较大，从而显示这些腔道的位置、轮廓、形态、表面结构和功能活动等情况。医用硫酸钡在胃肠道内不被机体吸收，以原形从粪便中排出。它是良好的胃肠道对比剂，若与气体对比剂合用于影像检查被称为双重造影（double contrast），能较好地显示胃肠道的细微结构。

（二）碘对比剂

水溶性碘对比剂分为离子型单体对比剂、离子型二聚体对比剂、非离子型单体对比剂、非离子型二聚体对比剂。

碘与不同物质化合形成不同的含碘化合物，主要分为无机碘化物、有机碘化物及碘化油三类。由于无机碘化物含碘量高，刺激性大，不良反应多，现临床很少应用。有机碘对比剂具有较高的吸收 X 线性能，容易合成，在体内、体外均呈高度稳定性，完全溶于水，溶液渗透压低，生物学上呈"惰性"，即不与机体内的生物大分子发生作用。

主要经肾脏排泄的水溶性有机碘化物多数为三碘苯环的衍生物。它们在水中溶解度大，黏稠度低，能制成高浓度溶液，注入血管后迅速经肾脏排泄，少量经肝胆排泄，在体内代谢过程中一般不放出或极少放出游离碘。血管注射后反应小，除用于泌尿系造影外，还用于心脏和各种血管的造影。

经血管注入的水溶性有机碘化物包括离子型对比剂和非离子型对比剂。血管注入后，药物几乎都游离于血浆中，仅有很少部分吸附在血浆蛋白和红细胞上，很快与细胞外液达到平衡。但由于血脑屏障作用，脑、脊髓和脑脊液中几乎不含对比剂。此类对比剂主要经肾脏排泄，大部分对比剂在注射后 24 h 内排出体外。

离子型和非离子型水溶性对比剂在化学结构上都是三碘苯环的衍生物，可分为单体或双聚体两类，双聚体对比剂每个分子含有两个三碘苯环，含碘量比单体对比剂高。

离子型对比剂苯环上 1 位侧链为羧基盐（—COOR），具有此结构的碘对比剂水溶性高，在水溶液中可解离成阴离子（含三碘苯环）及阳离子（含葡甲胺、钠、钙、镁）。离子型对比剂都是三碘苯甲酸的盐，主要是钠和葡甲胺盐，在水溶液中都可解离成带有电荷的正离子和负离子，并分别以原形排出体外，称为离子型对比剂。例如，泛影葡胺（urografin），每个双聚体分子对比剂的含碘量高于单体分子对比剂的含碘量，离子型双聚体对比剂的渗透压低于离子型单体对比剂，不良反应较离子型单体对比剂的小。离子型碘对比剂分子在溶液中被电离成带正、负电荷的离子，具有导电性，渗透压高。离子型碘对比剂的渗透压可高达 1 400～2 000 mOsm/（kg·H_2O），比血液渗透压 300 mOsm/（kg·H_2O）高数倍，故又被称为高渗对比剂。高渗透压是导致对比剂不良反应的重要因素之一。在临床应用中，离子型对比剂多以每 100 mL 溶液含有固体对比剂多少克来表示其浓度，如复方泛影葡胺。

非离子型对比剂是单体或双聚体三碘苯环碘对比剂，它们不是盐类，在水溶液中保持稳定，不离解，不产生带电荷的离子，1 个分子对比剂在溶液中只有 1 个粒子，故称为非离子型对比剂。非离子型对比剂苯环上一位侧链为酰胺衍生物（—CONH），其水溶性很高，但在水中不解离。单体对比剂指 1 个分子对比剂仅有 1 个三碘苯环，二聚体对比剂指 1 个分子对比剂含有 2 个三碘苯环。分子结构中含碘量越高，人体造影图像的对比度就越好。

单体对比剂有优维显、碘海醇、碘帕醇等，其渗透压在 634～800 mOsm/（kg·H_2O）范围内；双聚体对比剂以碘曲仑、威视派克为代表，其渗透压几乎等于血液渗透压，约为 300 mOsm/（kg·H_2O）。由于它们的渗透压较低，故又统称为低渗对比剂。非离子型碘对比剂分子不被电离，在溶液中是分子状态，无导电性，渗透压低。低渗透压和非离子化，使之对红细胞、血液流变学、血脑屏障的影响大为减轻。

非离子型对比剂则以每毫升溶液中含有多少毫克碘，而不是整个碘化合物表示其含碘量，如"350"表示每毫升该溶液含碘 350 mg。在含碘对比剂中，黏度也是一个重要特性，它与分子大小、浓度及温度相关，分子大、浓度高、温度低时，黏度就增大。

主要经肝脏排泄的有机碘化物，分为口服和静脉注射两类，目前几乎不用。

油脂类对比剂常用的有碘化油（iodinated oil），含碘浓度为 40%，黏稠度较高，不溶于水，可溶于乙醚。将碘化油直接注入检查部位，形成密度对比，显示腔道的形态结构。碘化油几乎不被人体吸收，绝大部分由注入部位直接排出体外，少量残留的碘化油沉积在肺泡内或进入腹腔，可长达数月至数年之久，形成肉芽肿，目前普通碘化油应用得较少。临床上主要使用的是超液化碘油，被用作某些部位的造影及肿瘤的栓塞治疗。

四、对比剂引入途径

根据人体各器官的解剖结构和生理功能，对比剂引入人体的途径，主要分为直接引入法和间接引入法两大类。

（一）直接引入法

直接引入法是指通过人体自然管道、病理瘘管或体表穿刺等途径，将对比剂直接引入造影部位的检查方法。

（1）口服法。口服医用硫酸钡消化道造影，如食管、胃、肠道造影等。

（2）灌注法。经导尿管引入的尿路逆行造影、子宫输卵管造影、结肠灌注造影等，属于经自然孔道直接灌入法；肠道瘘管造影、软组织瘘管造影、术后胆道造影等，属于经病灶瘘管直接灌入法。

（3）穿刺注入法。肝、胆管造影，浅表血管造影等，属于体表穿刺直接注入法；心腔造影、大血管及各种深部血管造影等，直接穿刺后利用导管将对比剂注入。

另外，某些部位的脓肿、囊肿亦可用直接穿刺方法，抽出腔内所含液体而注入对比剂进行造影。

（二）间接引入法

间接引入法是指将对比剂有选择地经口服或血管途径进入体内，聚集于拟显影的器官或组织使之显影的方法，主要有生理排泄法。生理排泄法是指对比剂进入体内后，经过生理功能的吸收、聚积或排泄，使受检器官显影。例如，静脉肾盂造影是从静脉注入对比剂，经肾小球滤过，将对比剂排泄至尿中，使肾盂、肾盏、输尿管和膀胱显影。

五、碘对比剂不良反应及其防治

（一）碘过敏试验的方法

目前在我国进行碘对比剂的 X 线检查时，碘过敏试验仍是术前准备之一。有时临床上碘过敏试验很难通过结果来判断假阳性或假阴性的存在，极少部分受检者甚至还未做过敏试验，只因闻到"碘对比剂的气味"而发生过敏反应，甚至出现过敏性休克，这种现象时有发生。也有很多受检者碘过敏试验虽然阴性，但在使用碘对比剂的过程中却发生轻微的过敏反应。

进行碘过敏试验，必须使用相同品牌的同一批次对比剂进行过敏试验。用药前，治疗室要准备好一切抢救药品及器械。在碘过敏试验过程中，密切观察受检者反应，对可疑受检者马上停药，根据不同的反应给予相应治疗。

常用的碘过敏试验方法有：①静脉注射试验法。将同一品种对比剂 1 mL（30%）缓慢注入静脉，观察 15 min。出现恶心、呕吐、头昏、荨麻疹、心慌、气急等症状者属阳性反应，严重者可出现休克。此方法较可靠，临床上较常用。②皮内试验方法。将同一品种对比剂 0.1 mL（30%）注入前臂皮内，15 min 后观察，出现直径超过 1 cm 的红斑或丘疹，或有伪足形成者属阳性反应。③眼结膜试验方法。将碘对比剂 1～2 滴直接滴入一侧眼内，5 min 后观察。试验侧眼结膜明显充血、流泪，甚至血管怒张或曲张，以及有明显刺激感者为阳性反应。④口服试验。检查前口服 10% 碘化钠（钾）液，每天 3 次，口服 2 天。出现流泪、流涕、眼肿、头痛、荨麻疹、恶心、呕吐及呼吸困难等为阳性反应。⑤口含试验（舌下试验）。将 2～3 滴对比剂滴入舌下，5～10 min 后，出现嘴唇麻木、感觉舌大、肿胀变厚、舌下充血、心慌、眼肿、流泪、荨麻疹等为阳性反应。

应该注意，碘过敏试验本身也可导致不良反应，其结果只有参考价值，阴性结果也存在着发生严重反应的可能性，阳性结果并不是一定发生过敏反应，有时会出现碘过敏的迟发反应。

（二）碘过敏的发生机制

碘对比剂不良反应的性质、程度和发生率，一方面取决于对比剂本身的内在因素，如对比剂的渗透性、电荷、分子结构等；另一方面取决于外在因素，如注入对比剂的剂量、部位、受检者的高危因素及状况、造影方法等。不良反应一般可分为特异质反应和物理-化学反应两类。

1. 特异质反应

此类反应是个体对碘的过敏反应，与使用剂量无关，难以预防。临床研究结果表明，对比剂反应中的荨麻疹、血管性水肿、喉头水肿、支气管痉挛、严重血压下降及突然死亡等表现均属于特异质反应，其发生与下列因素相关：

（1）细胞介质释放。无论是离子型还是非离子型，对比剂均能刺激肥大细胞释放组胺。通过测定尿液中组胺或其代谢物发现，有对比剂反应受检者体内的组胺或其代谢物的含量明显高于无对比剂反应者。

（2）抗原抗体反应。对比剂是一种半抗原，其对比剂分子中的某些基团能与血清中的蛋白结合，成为完整抗原。许多研究结果证实，对比剂反应中有部分是抗原-抗体反应。

（3）激活系统。对比剂，尤其是离子型高渗对比剂，可导致血细胞及内皮细胞形态和功能改变，补体系统的激活使人体处于致敏状态，使凝血系统活性升高，并可导致组胺、5-羟色胺、缓激肽、血小板激活因子等介质的释放，导致一系列的不良反应。

（4）胆碱能作用。对比剂能通过抑制乙酰胆碱活性产生胆碱能样作用。研究结果表明，许多类型的碘对比剂均有类似作用，这被认为是碘本身在起作用。

（5）精神性反应。受检者的焦虑、紧张等精神因素也可导致自主神经功能紊乱，引起反应。

碘过敏反应的临床症状主要表现为荨麻疹、支气管痉挛、结膜充血、血管性水肿、呼吸困难等，严重者可发生休克、呼吸和心搏骤停等。

2. 物理-化学反应

此类反应临床较多见，是由碘对比剂的某些物理或化学因素引起的反应。与使用剂量和注射流率相关，有时与碘过敏反应同时出现。临床表现主要是与神经、血管功能调节紊乱有关的症状，如恶心、呕吐、面色潮红或苍白、胸闷、心慌、出汗、四肢发冷等。引起物理-化学反应的因素很多，但主要与碘对比剂本身的因素相关。

（1）渗透压。由于目前常用的对比剂其渗透压均明显超过血液渗透压，它是血液渗透压的2～5倍，故易产生下列损害：

A. 内皮和血脑屏障损害。高渗对比剂注入血管后，细胞外液渗透压突然急剧增加，细胞内液快速排出，导致血管内皮细胞皱缩，细胞间连接变得松散、断裂，血脑屏障受损，对比剂外渗至脑组织间隙，使神经细胞暴露在对比剂的化学毒性的危险中。

B. 红细胞损害。高渗使红细胞变硬，呈棘细胞畸形，结果红细胞不易或无法通过毛细血管，引起微循环紊乱。

C. 高血容量。除细胞内液排出外，高渗对比剂可使组织间液进入毛细血管，从而使血容量快速增加，可达10%～15%，导致心脏负荷增加。随着对比剂外渗至血管外，以及渗透性利尿作用，血容量很快恢复正常。

D. 肾毒性。虽然对比剂诱发肾衰竭总的发生率较低（发生率小于1%），但在原有肾功能不全受检者可达10%～20%，60%对比剂诱发的肾病受检者有氮质血症基础。

E. 心脏毒性。除了对比剂所致的高血容量，在选择性冠状动脉造影中，高渗透性可直接作用于窦房结引起心率过缓。高渗透性能使房室间传导、室内传导和复极化作用减弱，引起心电改变，使心律不齐和心室颤动的发生率增加。

F. 疼痛与血管扩张。在外周血管造影中，虽然高渗对比剂所致内皮损害是一过性的，但产生的血管性疼痛却是非常明显的。除与渗透压相关外，这与对比剂的疏水性及离子性相关。对比剂可直接作用于小动脉平滑肌，引起局部动脉扩张，产生热感及不适。

（2）水溶性。理想的对比剂应具有无限的水溶性，但由于碘原子具有高度疏水性，难以达到无限的水溶性。离子型对比剂中的水溶性来自阳离子的盐，而非离子型对比剂中的水溶性则来自分子核心并减少它与生物大分子的结合，以降低对比剂的生物活性，减少反应。单体的离子型对比剂水溶性比非离子型高，但非离子型二聚体对比剂碘曲仑却具有极高的水溶性。

（3）电荷。离子型对比剂在血液中可解离成带电荷的正、负离子，增加体液的传导性，扰乱体液内电解质的平衡，特别是影响神经组织的传导，可造成一系列交感和副交感神经功能失调引起的临床症状，同时可造成神经毒性，损伤脑组织而引起惊厥或抽搐。对比剂高浓度的离子及分子大量地与钙离子结合，而钙离子只要作用于肌电的耦合过程，这样会导致负性肌力作用，还可以引起血压降低。

（4）分子结构。对比剂的亲水性和亲脂性与其分子结构相关。对比剂的亲水性与对比剂苯环侧链上的羧基、羟基相关。若羟基分布均匀且无羧基者，对比剂的亲水性强，其化学毒性低；反之，其化学毒性就高。若对比剂的亲脂性强而亲水性弱，引起反应的机会较多，或引起的反应较重。碘原子本身有亲脂性，亲脂性越大，与血浆蛋白结合率越高，毒性就越大。故非离子型对比剂在其化学分子结构中都增加了亲水性而减少了亲脂性，使其毒性明显降低。

（5）黏稠度。黏稠度由溶质颗粒的浓度、形状、与溶液的作用及溶质颗粒之间的作用决定，与温度变化成反比，与碘浓度成正比。例如，300 mgI/mL、37 ℃时碘曲仑的黏稠度为9.1 cps，碘海醇为6.1 cps，但碘曲仑在280 mg/mL（以碘计）时的黏稠度与非离子型单体对比剂碘海醇在300 mg/mL（以碘计）时的相似。注入对比剂后可使血液-对比剂混合物的黏稠度增加，从而可使血流减慢。这种情况只有在高切变力状态（如大动脉）及低切变力状态（静脉和毛细血管循环）才有可能出现，但对提高显影清晰度却有利。为此，尽管非离子型二聚体对比剂的黏稠度较单体类对比剂的高，但综合评价其显影效果及反应可知，前者是后者无法比拟的。

（6）化学毒性。化学毒性是指对比剂分子中疏水区与生物大分子结合，影响其正常功能，即所谓的疏水效应。第一代非离子型剂甲泛葡胺由于大量引入疏水基团且又未能遮掩，故化学毒性很大，很快遭到淘汰。此后的非离子型对比剂中亲水基团能有效地遮盖疏水核心，因而毒性明显降低。

学者认为对比剂的毒性反应为局部疼痛和烧灼感、血管内皮损伤、红细胞损伤、肾功能损伤、心律失常、截瘫、惊厥、凝血机制障碍，还可发生窦房结和房室传导减慢、周围血管扩张、低血压，临床表现为神经紧张、大汗、尿失禁、反应迟钝、血压降低，甚至心搏骤停。

（7）碘对比剂对神经系统的影响。轻度神经系统反应表现为焦虑、头晕、头痛、烦躁、恶心、视力模糊，通常在注射时或注射后即刻发生，停用后自行好转，多数属于可逆的；较严重的神经系统反应表现为偏瘫、失语、知觉丧失、惊厥或昏迷；碘对比剂还可以导致脊髓损伤性瘫痪。报道称，患脑水肿、急性脑梗死、急性颅内出血、血脑屏障破坏、颅内肿瘤、转移瘤及有癫痫病史的受检者在碘对比剂应用后发生抽搐的可能性增加。对已有脑血管病变者，在碘对比剂应用时有发生脑缺血、脑梗死的可能，需要对症处理。

（8）碘对比剂对心血管系统的影响。血管张力的改变，所有高渗性对比剂均会引起全身血管的明显扩张，血压降低、皮肤潮红、发热等不适。大量对比剂的血管内注射可致发生血液聚集，回心血量减少，对有心功能不全的受检者可引起心肌缺血。碘对比剂还有引起血管收缩的报道。碘对比剂对周围血管张力的影响与血管床的生理特性、对比剂的种类和给药方法等相关。快速注射碘对比剂可引起血压的改变。

碘对比剂引发局部血管的并发症，包括注射部位血管疼痛、静脉炎和静脉血栓形成。如果注入血管壁内，可引起动脉壁剥离、动脉血栓形成。这些反应与对比剂种类、剂量、静脉与对比剂接触时间和静脉血流速度相关。

碘对比剂对心脏的直接作用。碘对比剂因含钠盐，不论浓度如何，注入冠状动脉后均会引起左心室的收缩力减弱。离子型碘对比剂的渗透压数倍于血浆的，当较大量的高渗碘对比剂短时间内注入血管内时，血容量随之会迅速增加，使心脏负荷加重，对原有心功能不良的受检者威胁比较大。

（9）碘对比剂对肾脏功能的影响。高渗碘对比剂还可造成肾脏损害，对于原有中度至重度肾功能障碍者，高渗碘对比剂可加重肾功能损害。使用碘对比剂后部分受检者可表现为一过性尿检异常，如轻度蛋白尿、颗粒管型、肾小管上皮细胞管型等，以及尿酶升高、尿渗透压下降等不良反应。

对比剂对肾脏影响严重时，个别病例还可出现对比剂肾病。对比剂肾病是指排除其他肾脏损害因素的前提下，使用对比剂后的 3 天之内发生的急性肾功能损害 [血肌酐超过之前的 25% 或在原基础水平上升高超过 44 μmol/L（0.5 mg/dL）]。对比剂肾病多表现为非少尿型急性肾衰竭。多数受检者肾功能可于 7 ~ 10 天恢复。部分受检者需要短暂透析维持，10% 的受检者需要长期透析治疗。

（10）碘对比剂对血液系统的影响。碘对比剂对血液系统的影响主要包括对血液黏度的影响和对凝血机制的影响两个方面。离子和非离子型对比剂均有抗凝作用，离子型更强。碘对比剂对血液系统有临床意义的不良反应是血栓形成。介入手术过程中，新的治疗方法可以降低血栓栓塞并发症的危险性，从而大幅度降低了对比剂的不良反应。

（11）碘对比剂对消化系统的影响。大剂量使用高渗离子碘对比剂可造成恶心、呕吐、腹泻、体液丢失、腹痛、肠梗阻，对肝脏的毒性作用可表现为黄疸、肝区疼痛、肝功能异常。

（12）碘对比剂对甲状腺的影响。碘对比剂中含少量游离碘，参与碘代谢，可以影响甲状腺功能。离子型对比剂可使血中钙、镁的浓度减低导致手足搐搦；若静注有刺激性或高浓度对比剂，可出现严重臂痛；婴儿皮下和肌内注射对比剂，偶可致组织严重坏死。碘对比剂中的稳定剂枸橼酸钠或依他酸钠可与血液中的钙离子形成螯合物，加上血容量增加、血液稀释等因素，可造成低血钙。某些碘对比剂还与 K^+ 竞争使 K^+ 由细胞外转向细胞内，因而血清钾降低。

注射含碘对比剂 2 个月内应当避免接受放射碘治疗，而且避免甲状腺同位素碘成像检查。

（13）碘对比剂对肺部的影响。高浓度碘对比剂可引起肺血管痉挛收缩，加上红细胞变形、脱水，血管外液进入血管内，血容量增加，加重肺循环阻力，使肺循环压力升高，导致右心衰，甚至死亡。使用离子型对比剂进行静脉尿路造影时可有亚临床支气管痉挛现象。

（三）碘过敏的防治

对比剂的不良反应是免疫学、心血管系统和神经系统紊乱等的综合反应。对比剂不良反应的发生率与很多因素相关，发生机制相当复杂。水溶性碘对比剂在临床上用量上最大，不同程度的不良反应较为常见。医用硫酸钡一般无不良反应。

1. 签署碘对比剂使用的知情同意书

在使用碘对比剂前应与受检者或监护人签署知情同意书，之前需要了解受检者有无碘过敏史、甲状腺功能亢进、肾功能不全，以及心、肝、肺功能的异常，以便及早发现高危受检者；甲状腺功能亢进受检者是否可以注射碘对比剂，需要咨询内分泌医生；肾功能不全受检者，使用对比剂需要谨慎和采取必要预防措施。

知情同意书的内容包括：①使用碘对比剂可能出现不适和不同程度的过敏反应。

②注射部位可能出现对比剂渗漏，造成皮下组织肿胀、疼痛、麻木，甚至溃烂、坏死等。③使用高压注射器时，存在造成注射针头脱落、注射血管破裂的潜在危险。④询问有无特别的过敏史，是否存在甲状腺功能亢进及肾功能状态。⑤受检者或监护人详细阅读告知的内容，同意接受注射碘对比剂检查。签署的知情同意书须包括受检者或监护人、监护人与受检者关系、谈话医务人员、签署时间等关键信息。

2. 造影前的预防措施

（1）正确掌握各种碘对比剂的适应证，熟悉受检者病史及全身情况。造影前均应筛查具有高危因素的受检者，严格掌握适应证，并做好预防和救治准备工作。

（2）让受检者和家属了解整个造影检查程序，医务人员做好解释工作，消除受检者紧张情绪，必要时术前 0.5 h 肌内注射地西泮注射液、苯巴比妥注射液，使受检者精神松弛，并准备好各种抢救药品和设备。

（3）造影前应注意补液，评价其水电解质平衡状况，并酌情纠正某些高危因素对脏器功能的影响，确保体内有足够的水分。如有必要，可在检查前由静脉维持输液直到对比剂从肾脏清除。

（4）必要时给予预防性药物。

A. 使用对比剂前 12 h 和 2 h 口服泼尼松龙 30 mg，或甲基泼尼松龙 32 mg。若检查前给予皮质类固醇时间小于 6 h，则无预防效果。

B. 除皮质类固醇外，也可选用抗组胺类药物。

C. 以往有严重对比剂迟发性不良反应的受检者，可以口服类固醇。

（5）做碘过敏试验。密切观察受检者，监视早期碘对比剂不良反应症状和体征，做好一切抢救准备工作，一旦发生过敏反应，应立即停止给予碘对比剂。

（6）科学地选择碘对比剂及对比剂的最佳剂量、注射方式和速率。尽量使用非离子型碘对比剂，减少不良反应发生。

（7）医学影像学医护人员要熟悉和掌握碘对比剂的性能、用量、禁忌证及过敏反应的最佳处理方法。

（8）为预防碘对比剂的神经毒性作用，应尽可能减少碘对比剂的用量及降低对比剂浓度，并可在造影前使用皮质激素和低分子右旋糖酐。短时间内应避免重复注射离子型碘对比剂，如果确有必要重复使用，建议两次碘对比剂重复使用间隔时间不少于 7 天。最好在神经血管造影前 2 天停止使用抗抑郁药物及其他神经系统兴奋剂。碘对比剂存放条件必须符合产品说明书要求，使用前建议加温至 37 ℃。受检者在使用碘对比剂前 4 h 至使用后 24 h 内给予水化，补液量最大 100 mL/h。补液方式可以采用口服，也可以通过静脉途径。在特殊情况下，如心力衰竭等，建议咨询相关科室的临床医师。

3. 肾病高危因素使用碘对比剂的注意事项

（1）对比剂肾病概念。对比剂肾病是指排除其他原因后，血管内途径应用对比剂后 3 天内肾功能与应用对比剂前相比明显降低的肾损伤。判断标准为血清肌酐升高至少 44 μmol/L（5 g/L），或超过基础值 25%。

（2）使用对比剂导致肾病的高危因素。①肾功能不全。②糖尿病肾病。③血容量不足。④心力衰竭。⑤使用肾毒性药物，如非甾体类药物和血管紧张素转换酶抑制剂类药物。⑥低蛋白血症、低血红蛋白血症。⑦高龄（年龄超过70岁）。⑧低钾血症。⑨副球蛋白血症。

（3）使用碘对比剂导致肾病高危因素的预防。

A. 给受检者补充足够的液体，按前述方法给受检者水化。天气炎热或气温较高的环境，根据受检者液体额外丢失量的多少，适当增加液体摄入量。关于补液量，在特殊情况下（如心力衰竭等），建议咨询相关的临床医师。

B. 停用肾毒性药物至少24 h再使用对比剂。

C. 尽量选用不需要含碘对比剂的影像检查方法，或可以提供足够诊断信息的非影像检查方法。

D. 避免使用高渗对比剂及离子型对比剂。

E. 如果确实需要使用碘对比剂，建议使用能达到诊断目的最小剂量。

F. 避免短时间内重复使用诊断剂量的碘对比剂。如果确有必要重复使用，建议两次使用碘对比剂间隔时间不少于7天。

G. 避免使用甘露醇和利尿剂，尤其是髓袢利尿剂。

（4）应择期检查的情况。

A. 具有上述任何1种或多种高危因素的受检者。

B. 已知血清肌酐水平异常者。

C. 需要经动脉注射碘对比剂者。

对于择期检查的受检者，应当在检查前7天内检查血清肌酐水平。如果血清肌酐水平升高，必须在检查前24 h内采取以上预防肾脏损害的措施。如有可能，考虑其他不需要使用含碘对比剂的影像检查方法。如果必须使用碘对比剂，应该停用肾毒性药物至少24 h，并且必须给受检者补充足够液体。

（5）在不立刻进行急诊检查就会对受检者造成危害的紧急情况下，可不进行血清肌酐检查，否则都应当先检查血清肌酐水平。

（6）使用碘对比剂的建议。①应用非离子型对比剂。②使用等渗或低渗对比剂。

（7）使用碘对比剂与透析的关系。不主张将使用碘对比剂与血液透析和/或腹膜透析时间关联。使用碘对比剂后，无须针对碘对比剂进行透析。

（8）糖尿病肾病受检者使用碘对比剂注意事项。在碘对比剂使用前48 h必须停用双胍类药物，碘对比剂使用后至少48 h待肾功能恢复正常或恢复到基线水平后才能再次使用。

4. 使用碘对比剂禁忌证

（1）绝对禁忌证。有明确严重甲状腺功能亢进表现的受检者，不能使用含碘对比剂。

A. 使用碘对比剂前，一定要明确受检者是否有甲状腺功能亢进。

B. 正在治疗或康复的甲状腺功能亢进受检者，应咨询内分泌科医师是否可以使用含碘对比剂。如果内分泌科医师确认可以使用碘对比剂，使用能满足诊断需要的最小剂量，并且在使用碘对比剂后仍然需要密切观察受检者的情况。

C. 注射含碘对比剂后2个月内应当避免甲状腺核素碘成像检查。

（2）应慎用碘对比剂的情况。

A. 肺及心脏疾病，如肺动脉高压、支气管哮喘、心力衰竭。对于这些受检者，建议使用低渗对比剂或等渗碘对比剂，避免大剂量或短期内重复使用碘对比剂。

B. 分泌儿茶酚胺的肿瘤。对分泌儿茶酚胺的肿瘤或怀疑嗜铬细胞瘤的受检者进行静脉注射含碘对比剂前，可在临床医师指导下口服 α 肾上腺受体拮抗剂及 β 肾上腺受体拮抗剂；进行动脉注射含碘对比剂前，可在临床医师指导下口服 α 肾上脉受体拮抗剂、β 肾上腺受体拮抗剂，并进行静脉注射盐酸酚苄明注射液以阻滞 α 受体功能。

C. 妊娠和哺乳期妇女。孕妇可以使用含碘对比剂，但妊娠期间母亲若使用对比剂，胎儿出生后应注意其甲状腺功能。目前资料显示碘对比剂极少分泌到乳汁中，因此使用对比剂不影响哺乳。

D. 骨髓瘤和副球蛋白血症。此类受检者使用碘对比剂后容易发生肾功能不全。如果必须使用碘对比剂，在使用碘对比剂前、后必须通过充分补液对受检者水化。

E. 重症肌无力。碘对比剂可能使重症肌无力受检者的症状加重。

F. 高胱氨酸尿。碘对比剂可引发高胱氨酸尿受检者血栓形成和栓塞，应慎用。

5. 碘对比剂应用中的监测

（1）检查过程中应密切观察受检者，以便及早发现过敏反应，从而采取有效措施。即使受检者过敏试验阴性，也应该严格观察，尤其是年老体弱者。出现过敏反应后，应根据其轻重程度，采取相应的处理方法。

（2）科学地使用碘对比剂，严格控制所使用的碘对比剂的总量，掌握好碘对比剂的浓度及注射方法与速度。对高危人群尽量使用非离子型等渗对比剂，并密切监视各项生命体征，一旦发生不良反应，应立即停止注射，保留血管内针头或导管。在整个 X 线检查过程中应始终保持静脉输液通路通畅，以便及时采取治疗措施。注射前应将碘对比剂适当加温或保温，降低黏滞度，可使不良反应率显著降低。严格掌握注射技术，不要任意加快注射速度。

尽可能缩短对比剂与血液在导管注射器置入时所接触的时间，注射完碘对比剂后，立即用肝素盐水冲洗导管，以减少与操作技术相关的血栓形成和栓塞。

最好做到全身或局部肝素化，这在操作过程较长的造影检查和介入治疗时特别重要。当机体处于高凝状态时应用非离子型碘对比剂时要慎重。给予有抗凝血酶缺乏症、高黏滞综合征等的受检者碘对比剂时，也应特别注意。

6. 碘对比剂造影后的观察

（1）使用对比剂后的受检者应观察 30 min 以上，因为大多数的严重不良反应都发生在这段时间。

（2）碘对比剂血管内给药后的迟发性不良事件，是指对比剂注射后 1 h 至 1 周内出现的不良反应。给予对比剂后可出现各种迟发性症状（如恶心、呕吐、头痛、骨骼肌肉疼痛、发热），但许多反应与对比剂无关。与其他药疹类似的皮肤反应是真正的迟发性不良反应，常常为轻至中度并且为自限性。告知以往有对比剂不良反应或白介素-2 治疗的受检者有发生迟发性皮肤反应的可能性。

（3）要注意受检者有无其他不适，必要时及时给予处理。造影后观察 48 h 比较有意义，观察的主要重点包括受检者的症状、体征、血清肌酐、尿素氮等。特殊病例，在造影结束后可适当输液、利尿，以促进对比剂排泄。

（4）血透的受检者在接受对比剂检查后，应立即进行血液透析。

（5）注射碘对比剂后有发生甲状腺功能亢进危险因素的受检者，在注射含碘对比剂后应当由内分泌科医生密切监测。

（6）在椎管造影后，受检者应休息 1 h 以上，头胸抬高 20°，然后可小心下床行走但不要弯腰。受检者如仍躺在床上，应保持头胸抬高位 6 h。对癫痫发作阈值较低的受检者在 24 h 内应密切观察。门诊受检者造影后最初的 24 h 内应有陪护。在椎管内注射后 24 h 内不应驾驶和操作机器。

（7）在对比剂清除之前避免使用任何加重肾脏负担的肾毒性药物，同时避免进行动脉钳闭术、肾动脉成形术或其他大型手术。

7. 对比剂不良反应的处理方法

（1）术前常规准备。检查室中必须备有的紧急用药和器械，如简易呼吸机、氧气、1∶1 000 肾上腺素、组胺 H_1 受体拮抗剂、阿托品、β_2 受体激动剂定量气雾剂、静脉补液制剂（生理盐水或格林氏液）、抗惊厥药（地西泮）、血压计、吸痰机、听诊器等。

一旦确定不良反应发生，应立即停止注射碘对比剂。保持呼吸道通畅。资料显示，过敏所致死亡 40% 是因为呼吸代偿失调，故气道通畅尤为重要。若有喉头水肿表现，应立即气管插管，喉头水肿严重时，可立即行环甲膜切开或气管切开，尽早人工辅助呼吸，有条件时可行呼吸机治疗。

根据有无肺部疾病，给予不同流量氧气，氧流量的调整应根据血气情况而定，达到有效吸氧。保持静脉液路通畅，及时给予液体治疗，静脉输液，快速扩容静脉，使收缩压维持在 90 mmHg 以上。在补液时，优先选用胶体溶液，亦可使用晶体溶液。使用肾上腺皮质激素虽然起效较慢，但可减少延迟复发的症状和不良反应的程度。

（2）碘对比剂过敏反应的对症处理。碘对比剂反应常发生在注射时或注射后不久，且来势凶猛。迟发反应较少见。因此，在注射过程中或者在注射完毕后必须密切观察受检者，对具有高危因素者更应加倍注意。一旦出现不良反应，立即停止注射，并保持血管内针头或导管的留置，以便液路通畅，能够及时推注抢救药物。

首先判定过敏反应的受累器官及临床表现，区分是过敏反应还是迷走神经反射引起的症状。医务人员应熟悉常见过敏反应的表现，特别是喉头水肿、支气管痉挛、休克、昏迷等。轻度反应只需要密切观察，不必特殊处理。对症状明显者，应给予对症治疗。有中重度反应者，应紧急处理。

A. 轻度反应。立即停止注药，安慰受检者不要紧张，张口深呼吸，根据症状可给予止吐药、H_1 或 H_2 受体阻断药，必要时肌内注射地塞米松、抗组胺类药物治疗，多可在短时间内治愈。

恶心/呕吐为一过性时给予支持治疗。严重而持续时间长者，应当考虑给予适当的止吐药。

对荨麻疹散发而一过性者给予支持治疗及观察，对持续时间长者应当考虑给予适当的组胺 H_1 受体拮抗剂肌内或静脉内注射，有可能发生嗜睡和/或低血压。对严重者可考虑使用 1:1 000 肾上腺素，对成人按 0.1～0.3 mL（0.1～0.3 mg），肌内注射；儿童按 0.01 mg/kg 体重，肌内注射，最大剂量 0.3 mg。必要时重复给药。

B. 中度反应。中度反应的表现较危急。将受检者置头低足高位，吸氧，观察受检者的血压、脉搏和心率变化。单纯低血压，可以抬高受检者下肢、面罩吸氧（6～10 L/min）、快速补充生理盐水或乳酸林格氏液。若无效，则给予肾上腺素 1:1 000，0.5 mL（0.5 mg），肌内注射。必要时重复给药。

若血压下降合并心动过缓，可做如下处理：抬高受检者下肢，给予面罩吸氧（6～10 L/min）；阿托品 0.5～1.0 mg，静脉注射。必要时 3～5 min 后重复给药。成人总剂量可达 3 mg（根据体重，0.04 mg/kg）。儿童受检者根据体重给予 0.02 mg/kg 静脉注射（每次最大剂量 0.6 mg）。必要时重复给药，总剂量可达 2 mg。静脉补液，快速补充生理盐水或乳酸林格氏液。如血压下降伴呼吸困难，可以给予氨茶碱 0.125 mg，静脉注射。

对支气管痉挛者可做如下处理：给予面罩吸氧（6～10 L/min）及 β_2 受体激动剂定量气雾剂（深吸 2～3 次）。血压正常时，可以肌内注射肾上腺素，1:1 000，0.1～0.3 mL（0.1～0.3 mg）（冠心病受检者或老年受检者使用较小的剂量）；对儿童受检者，0.01 mg/kg，最大剂量 0.3 mg。血压降低时，可以行肌内注射肾上腺素，1:1 000，0.5 mL（0.5 mg）（对儿童受检者，根据体重，0.01 mg/kg，肌内注射）。

对喉头水肿者可做如下处理：保持气道通畅，必要时行环甲膜穿刺，面罩吸氧（6～10 L/min），肌内注射 1:1 000 肾上腺素，成人 0.5 mL（0.5 mg）。必要时重复给药。

C. 重度反应。对全身过敏样反应可做如下处理：保持气道通畅，必要时气道吸引，呼吸循环停止者应立即进行心肺复苏术。呼叫复苏人员，紧急通知急诊科、麻醉科配合抢救。低血压时抬高受检者下肢，面罩吸氧（6～10 L/min），肌内注射肾上腺素（1:1 000）。成人 0.5 mL（0.5 mg），必要时重复给药。儿童受检者 0.01 mg/kg 至 0.3 mg（最大剂量）。行静脉补液（如予生理盐水、乳酸林格氏液）。予 H_1 受体拮抗剂，如苯海拉明 25～50 mg 静脉给药。

脑水肿可用甘露醇对症处理。对出现休克者立即静脉注射肾上腺素 0.5～1.0 mg，补充血容量。对有惊厥者，予以抗惊厥等对症治疗，采用抗过敏、补充血容量等治疗手段，以促进排泄。

心室颤动者，恢复有效的心律是复苏成功的至关重要的一步，终止室颤最有效的方法是电除颤。应配合胸外按压和人工通气，并同时给予肾上腺素 1 mg，静脉注射。

心脏、呼吸停止时的抢救原则。治疗最关键的是尽早进行心肺复苏和尽早进行心复律治疗。给予人工呼吸、心外按压、气管插管、临时起搏器置入等方法。同时，也要注意其他器官功能保护问题。

（3）对比剂外渗的处理措施。

A. 轻度渗漏，多数损伤轻微，无须处理，但需要嘱咐受检者注意观察，如果有加重，应及时就诊。对个别对疼痛较为敏感者，局部给予普通冷湿敷。

B. 中、重度渗漏，可能引起局部组织肿胀、皮肤溃疡、软组织坏死和间隔综合征。①抬高患肢，促进血液的回流。②早期使用 50%硫酸镁溶液保湿冷敷，24 h 后改为硫酸镁溶液保湿热敷，或者黏多糖软膏等外敷；也可以用 0.05% 地塞米松乳膏局部湿敷。③对比剂外渗严重者，在外用药物基础上给予地塞米松，5 毫克/次，3 次/天，连续口服 3 天。④必要时，咨询临床医师。

六、常用碘对比剂的特性

（一）碘海醇

碘海醇注射液（iohexol）化学名称为 5-[N-(2，3-二羟丙基)乙酰胺基]-N，N'-双 (2，4，6-三碘-3-苯二甲酰胺。化学结构式如图 2-1 所示。分子式为 $C_{19}H_{26}I_3N_3O_9$，相对分子质量为 821.14。碘海醇注射液的辅料包括氨丁三醇、依地酸钙钠、盐酸（0.1 mol/L）和注射用水。本品为无色至淡黄色的澄明液体。碘海醇注射液的贮藏应遮光、密闭保存。

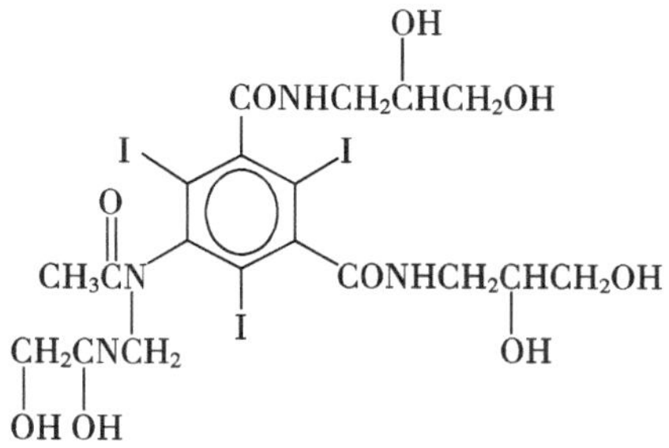

图 2-1　碘海醇化学结构式

碘海醇注射液适用于成人及儿童的血管及体腔内注射，在临床上可进行血管造影（脑血管造影、冠状动脉造影、周围及内脏动脉造影、心室造影）、头部及体部 CT 增强造影、静脉尿路造影，亦可进行关节腔造影、内窥镜逆行胰胆管造影、经皮经肝胆管造影、瘘管造影、胃肠道造影、"T" 形管造影等。

规格（以碘计）有：①6 g/20 mL。②15 g/50 mL。③22.5 g/75 mL。④30 g/100 mL。⑤7 g/20 mL。⑥17.5 g/50 mL。⑦35 g/100 mL。

碘海醇可能与下列药物有相互作用：①抗抑郁药和三环类药物，如单胺氧化酶抑制剂、吩噻嗪、阿利马嗪等药物。②β 肾上腺受体阻断剂，与碘海醇同时使用有可能加重中、重度过敏反应，加重低血压等。③引起低血压的药物，与碘海醇同时使用时，可能出现严重低血压。④口服胆囊对比剂，可能增加碘海醇的肾毒性。⑤白介素-2，会引起对比剂的过敏性迟发反应，如超过敏性、发热、皮疹等。⑥有肾毒性的药物，与碘海醇同时使用时，会增加发生肾中毒的可能性。

静脉注射碘海醇，于 24 h 内近乎 100% 地以原形在尿液中排出。尿液中碘海醇浓度最高的情况，出现在注射后的 1 h 内，没有代谢物产生。

（二）碘克沙醇

碘克沙醇（Iodixanol）是一非离子型、双体、六碘、水溶性的 X 线对比剂，化学结构式如图 2-2 所示，分子式为 $C_{35}H_{44}I_6N_6O_{15}$，相对分子质量为 1 550.20。碘克沙醇注射液的辅料有氨丁三醇、氯化钠、氯化钙、盐酸（调节 pH）和注射用水等。

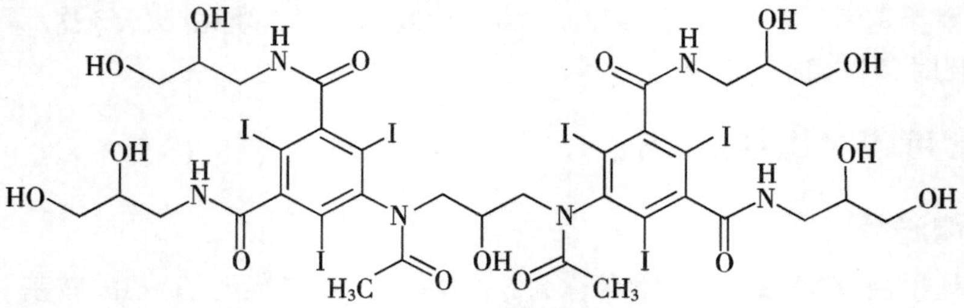

图 2-2　碘克沙醇化学结构式

本品为无色或淡黄色的澄明液体，与其他相应规格的非离子型单体对比剂相比，纯碘克沙醇水溶液具有较低的渗透压，本品与人体的体液等渗。

该对比剂用于心血管造影、脑血管造影、外周动脉造影、腹部血管造影、尿路造影、静脉造影以及 CT 增强检查等。

每瓶的规格（以碘计）有：①13.5 g/50 mL。②16 g/50 mL。③27 g/100 mL。④32 g/100 mL。

威视派克应遮光，置于低于 30 ℃室温贮藏。本品在使用前放置 37 ℃的条件下最多可贮存 1 个月，可加热至体温（37 ℃）。

碘克沙醇在体内快速分布，平均分布半衰期约为 21 min。表观分布容积与细胞外液量（0.26 L/kg）相同，这表明碘克沙醇仅分布在细胞外液，平均排泄半衰期约为 2 h。碘克沙醇主要由肾小球滤过经肾脏排泄。经静脉注射后约 80%的注射量在 4 h 内以原形从尿中排出，97%在 24 h 内排出，只有约 1.2%的注射量在 72 h 内从粪便中排泄。最大尿药浓度在注射后约 1 h 内出现。

（三）碘美普尔

碘美普尔，化学名称为 N，N'-二-（2,3-二羟丙基）-5-（羟乙酰基）-甲氨基-2，4，6-三碘基-1，3-苯二羧基胺，化学结构式如图 2-4 所示，分子式为 $C_{17}H_{22}I_3N_3O_8$，相对分子质量为 777.09。碘美普尔注射液为无色澄明液体，应避光保存。

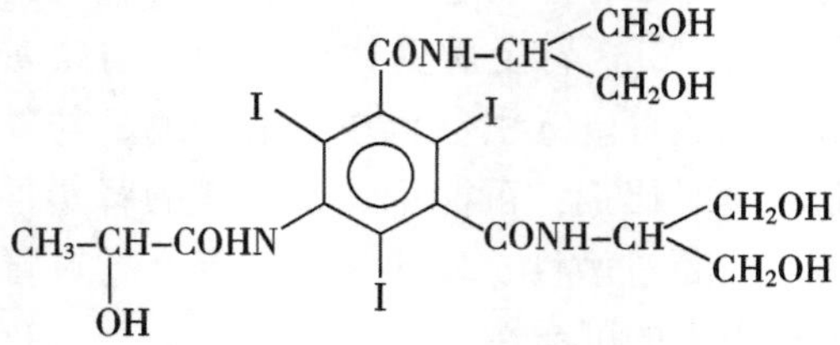

图 2-4　碘美普尔化学结构式

本品适用于静脉尿路造影、CT 增强造影、心血管造影、选择性冠状动脉造影、关节造影、子宫输卵管造影、瘘管造影、乳管造影、胆管造影、泪囊造影、涎管造影等。

本品需要通过肾小球过滤从肾脏排泄，对患有轻微肾功能不全的受检者，其平均消除半衰期为 3.67 h，中度肾功能不全的受检者为 6.9 h，重度肾功能不全的受检者为 15.1 h。

对于轻度及中度肾功能不全的受检者，注射药量的 50% 在 4～8 h 内会由肾脏排出。对重度肾功能不全的受检者，50% 的注射药量要经过 16～84 h 排出体外。对肾脏损伤受检者，药物还可经胆汁排出。

（四）碘普罗胺

碘普罗胺，化学名称为 N，N'-双（2,3-二羟丙基）-2,4,6-三碘-5-[（甲氧基乙酰基）氨基]-N-甲基-1,3-苯二甲酰胺，化学结构式如图 2-5 所示，分子式为 $C_{18}H_{24}I_3N_3O_8$，相对分子质量为 791.12。碘普罗胺注射液的辅料为依地酸钙钠、氨丁三醇、10% 盐酸和注射用水。本品为无色或微黄色的澄明液体。

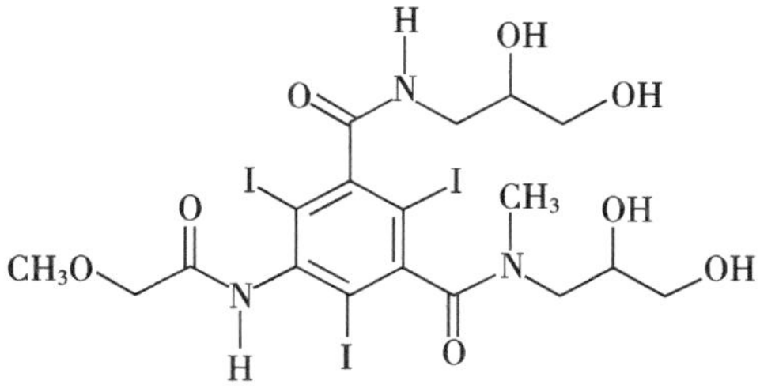

图 2-5 碘普罗胺化学结构式

碘普罗胺注射液用于血管内和体腔内造影，如 CT 增强、动脉造影和静脉造影，特别适用于心血管造影、静脉尿路造影、内窥镜逆行胰胆管造影、关节腔造影和其他体腔检查，不能在鞘内使用。

碘普罗胺注射液 300 的规格（以碘计）有：①6 g/20 mL。②15 g/50 mL。③22.5 g/75 mL。④30 g/100 mL。碘普罗胺注射液 370 的规格（以碘计）有：①18.5 g/50 mL。②37 g/100 mL。碘普罗胺注射液的存放处应遮光、密闭、避电离辐射，在 30 ℃ 以下、干燥处保存。在使用之前应将碘普罗胺注射液加热至体温。由于碘普罗胺注射液是一种高度浓缩的溶液，极少数情况下会发生结晶（乳状混浊外观和/或瓶底部有沉淀或存在悬浮结晶）。

肾实质一般在开始注射后 3～5 min 显影最佳，肾盂和尿路则在 8～15 min 内显影最佳。肾功能正常的受检者，不论剂量大小，清除半衰期约为 2 h。注射后 30 min 内，肾脏清除约 18% 的剂量，注射后 3 h 内，清除约 60% 的剂量，注射后 24 h 内，清除约 92% 的剂量。在较低（150 mg/mL）和较高剂量（370 mg/mL）水平下，总清除率分别为 110 mL/min 和 103 mL/min。

（五）碘佛醇

碘佛醇（ioversol），化学名称为 5-[N-（2-羟乙基）羟乙酰胺基]-N,N'-双（2,3-二羟丙基）-2,4,6-三碘-1,3-苯二甲酰胺化学结构式如图 2-6 所示，分子式 $C_{18}H_{24}I_3N_3O_9$，相对分子质量为 807.13。碘佛醇注射液的辅料为氨基丁三醇和依地酸钙钠。本品为无色至淡黄色的澄明液体。

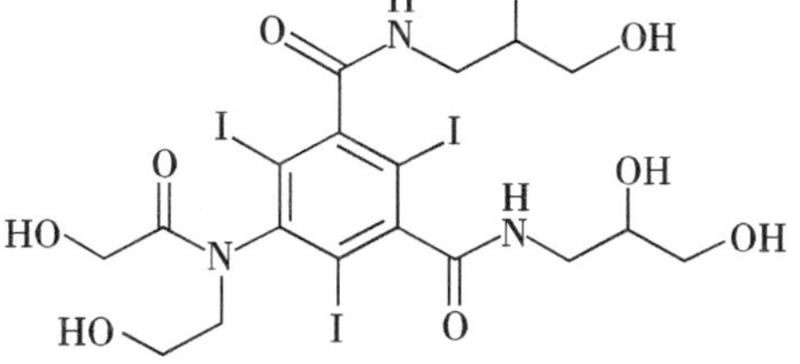

图 2-6 碘佛醇化学结构式

碘佛醇注射液适用于：①心血管造影，包括脑动脉、冠状动脉、外周动脉、内脏和肾脏动脉造影，静脉造影，主动脉造影和左心室造影，静脉排泄性尿路造影等。②头部和体部 CT 增强扫描。

规格有：①13.56 g/20 mL（每 1 mL 碘佛醇注射液含 320 mg 碘）。②33.9 g/50 mL（每 1 mL 碘佛醇注射液含 320 mg 碘）。

经血管注入后，碘佛醇主要通过肾脏排泄。有肾脏功能障碍的受检者的排泄半衰期会延长。无肾功能异常时，使用 50 mL 剂量后的平均尿排泄半衰期为 118 min（105～156 min），使用 150 mL 剂量后的平均尿排泄半衰期为 105 min（74～141 min）。给药后 2 h 后尿中药物浓度达峰值，24 h 后排泄超过 95% 的注射剂量。碘佛醇在快速静脉注入后的 30～60 s 可在肾实质内显影。在肾功能正常时肾盏和肾盂在 1～3 min 显影，最佳对比在 5～15 min 产生。

碘佛醇没有明显地与血清或血浆蛋白结合，无明显的代谢、去离子作用或生物转化。碘佛醇可能通过简单扩散越过胎盘屏障。

（六）碘帕醇

碘帕醇（iopamidol），化学名为（S）-N,N',双[2-羟基-1-（羟甲基）乙基]-5-[（2-羟基-1-氧化丙基）氨基]-2,4,6-三碘-1,3-苯二甲酰胺，其化学结构式如图 2-7 所示，分子式为 $C_{17}H_{22}I_3N_3O_8$，相对分子质量为 777.09。碘帕醇注射液辅料包括氨基丁三醇、依地酸钙钠、盐酸（调节 pH）和注射用水。本品为无色澄明液体。

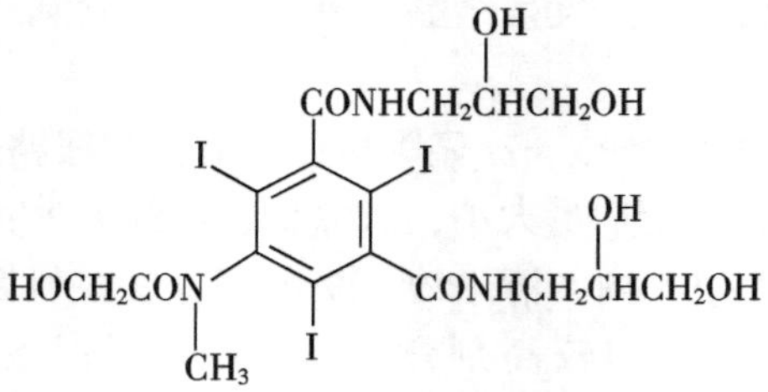

图 2-7　碘帕醇化学结构式

碘帕醇适用于心血管造影、泌尿系统造影术、CT 检查中增强扫描、关节造影术、胆道造影术等。

碘帕醇的规格（以碘计）有：①每瓶 9 g/30 mL。②每瓶 15 g/50 mL。③每瓶 30 g/100 mL。④每瓶 11.1 g/30 mL。⑤每瓶 18.5 g/50 mL。⑥每瓶 37 g/100 mL。

本品应在 30 ℃ 以下避光保存。使用前打开药瓶，一旦开瓶应立即使用。若发现碘帕醇注射液瓶内有结晶现象，此瓶溶液不能使用。典比乐应避开与金属表面直接接触的仪器。

碘帕醇注射后绝大部分以原形经肾脏排出。在人体药量的 90% 以上在 24 h 内通过肾脏排出。血中浓度半衰期为 90～120 min，24 h 内全部排出。

第二节　胃肠道造影检查

使用医用硫酸钡做胃肠道造影仍是胃肠道疾病理想的初选检查方法，运用数字胃肠机成像系统能连续快速地获取多幅图像，并能进行多种图像后处理，缩短了检查时间，减少了辐射剂量，提高了胃肠造影检查的质量。

一、胃肠道基本病变

（一）轮廓改变

正常消化道充满钡剂后其轮廓平滑连续，当消化道管壁（特别是黏膜层）发生病变时，即可造成轮廓的改变或管壁改变。常见的轮廓改变如下。

1. 隆起

隆起指消化道管壁向管腔内的局限性突起，主要见于肿瘤性病变（如癌、平滑肌源性肿瘤、淋巴瘤、脂肪瘤等），也可见于一些非肿瘤性局限性病变（如炎性息肉、异位胰腺等）。隆起致使消化道局部不能充盈钡剂，这时由钡剂勾画出的消化道轮廓形成局限性的内凹改变，称为充盈缺损。良性、恶性隆起各有特点。

2. 凹陷

凹陷指消化道管壁的局限或广泛缺损，常见于消化道炎症、肿瘤等。黏膜缺损未累及黏膜肌层时称为糜烂（erosion），若缺损延及黏膜下层，则被称为溃疡（ulceration）。在钡剂造影检查中，当黏膜面形成的凹陷或溃疡达到一定深度时可被钡剂填充，在切线位 X 线投影时，形成突出于腔外的钡斑影像，被称为龛影（niche）或壁龛（crater），在正面投影时则表现为类圆形钡斑。

3. 憩室

憩室（diverticulum）是消化管壁局部发育不良、肌壁薄弱和内压增高致该处管壁膨出于器官轮廓外，使钡剂充填其内。憩室可发生于消化管任何部位，以食管、十二指肠降部、小肠和结肠多见，X 线上表现为器官轮廓外的囊袋状突起，黏膜可伸入其内，可有收缩，形态可随时间而发生变化，与龛影不同。

4. 管壁增厚及管壁僵硬

多种疾病可引起消化道管壁的增厚，一般炎性疾患，如克罗恩病（Crohn disease），可引起肠壁广泛增厚。管壁僵硬是指消化道壁失去正常的柔软度，形态固定，即使在压迫相中形态也无明显改变，受累段管壁蠕动波消失。

（二）黏膜改变

消化道黏膜的异常表现对早期病变的发现及鉴别诊断有重要意义。

1. 黏膜破坏

黏膜皱襞消失，形成杂乱无章的钡影，正常黏膜皱襞的连续性的中断。多由恶性肿瘤侵蚀所致。

2. 黏膜皱襞平坦

条纹状皱襞变得平坦而不明显，甚至完全消失。多为黏膜和黏膜下层水肿或肿瘤浸润所引起。水肿者多为逐渐移行，与正常皱襞无明显分界（良性溃疡）；浸润者多伴有病变，形态固定而僵硬，并与正常黏膜有明显界限（恶性肿瘤）。

3. 黏膜纠集

皱襞从四周向病变区集中，呈车辐状或放射状。常由慢性溃疡产生纤维结缔组织增生（瘢痕挛缩）所致，有时浸润型癌也可产生类似改变，但黏膜僵硬且不规则，并有中断现象。

4. 黏膜皱襞增宽和迂曲

黏膜皱襞增宽和迂曲也被称为黏膜皱襞肥厚，表现为黏膜皱襞的透明条纹影增宽，常伴有皱襞迂曲和紊乱。常由黏膜和黏膜下层的炎症、肿胀及结缔组织增生所致，多见于慢性胃炎和胃底静脉曲张。

5. 微黏膜皱襞改变

炎性疾病时导致小区呈颗粒状增大，大小不均，小沟增宽、模糊，伴有糜烂时小区和小沟结构破坏，呈散在小点状钡影；癌肿浸润时小区和小沟结构可被完全破坏。

（三）管腔改变

1. 管腔狭窄

管腔狭窄指超过正常限度的管腔持久性缩小。病变性质不同引起管腔狭窄的形态亦不相同：①炎性狭窄范围较广泛，有时呈分段性，狭窄边缘较光整。②癌性狭窄范围局限，管壁僵硬，边缘不规则。③外压性狭窄多偏于管腔一侧且伴有移位，管腔压迹光整。④痉挛性狭窄具有形态不固定和可消失的特点。

2. 管腔扩张

管腔扩张指超过正常限度的管腔持续性增大，常由消化道梗阻或麻痹引起，可有积液和积气，常伴有胃肠道蠕动增强或减弱。

（四）位置改变

1. 腹腔肿瘤

腹腔肿瘤可造成对消化道的压迫移位，局部消化道形成弧形压迹，被推移部分的肠管聚集。如肝左叶肿块可使胃底向下移位，并在该处出现充盈缺损；胰头癌常造成十二指肠曲扩大、固定及肠管浸润等。

2. 肠管粘连牵拉

肠管粘连牵拉造成位置改变，移动性受限。

3. 腹水

腹水可导致小肠位置、分布异常，肠管活动度增大。

4. 肠管先天性固定不良或先天性位置异常

肠管先天性固定不良或先天性位置异常（如移动盲肠、盲肠位置过高或过低、肠旋转异常等），可引起肠管位置和移动度的改变。

（五）功能改变

消化道功能包括张力（tonicity）、蠕动、排空和分泌功能，消化道的各种器质性和功能性改变均可导致胃肠功能的异常。

1. 张力改变

消化道张力受神经控制和调节。①交感神经兴奋和迷走神经麻痹可使消化道张力降低，管腔扩张；迷走神经兴奋使张力增高，管腔缩小。例如，麻痹性肠梗阻（paralytic ileus）常使肠管张力下降，管腔扩张。溃疡的局部刺激可引起管腔变窄。②痉挛（spasm），指胃肠道局部张力增高，暂时性和形态可变性为其特点，用解痉剂可消除。食管痉挛使其轮廓呈波浪状；幽门痉挛使钡剂排空延迟；球部和盲肠痉挛可使其充盈不良；结肠痉挛使肠管变细，袋形增多，肠管呈波浪状。

2. 蠕动改变

蠕动增强表现为蠕动波增多、加深和运行加快，蠕动减弱则反之。逆蠕动与正常运行方向相反，常出现在梗阻部位的上方。肠麻痹表现为全部小肠不见蠕动；肿瘤浸润则使病变处蠕动消失。

3. 排空功能改变

排空（exhaustion）功能与张力、蠕动、括约肌功能和病变本身相关。胃的排空时间约为4 h，小肠排空时间约为9 h，超过上述时间而仍有钡剂潴留则称为排空延迟。口服甲氧氯普胺或肌注新斯的明常可缩短排空时间。胃肠运动力增强则表现为排空时间缩短，如服钡后2 h即抵达盲肠意味着运动力增强。

4. 分泌功能改变

胃肠分泌功能的改变常与疾病相关。①胃溃疡，常引起胃分泌增加，使胃液增多，立位透视可见液平面，服钡后钡不能均匀涂布在胃壁上。②吸收不良综合征，肠腔内分泌物增加，黏膜纹理增粗模糊，钡剂易凝成絮片状。③过敏性结肠炎，肠腔内有大量黏液存在，服钡后表现为细长或柱状影，结肠黏膜面钡剂附着不良，肠管轮廓不清。

二、食管及胃十二指肠检查

食管及胃十二指肠亦被称为上消化道，其钡剂检查被称为上消化道造影。

（一）单对比法上消化道造影

1. 适应证与禁忌证

（1）适应证。先天性胃肠道异常；对有上腹部症状（如上消化道出血、疼痛、恶心、呕吐等）欲明确原因者；上腹部肿块，为确定其与胃肠道的关系；胃十二指肠手术后的复查；尤其适合以器官、形态、结构改变为主的疾病（如疝、套叠、慢性不全型扭转、憩室）及功能改变为主的疾病（如吞咽困难、贲门失弛缓症、反流及反流性损害）。

（2）禁忌证。胃肠道穿孔；急性胃肠道出血，一般于出血停止后2周，大便隐血试验阴性后方可进行；肠梗阻，但对轻度单纯性小肠梗阻和高位梗阻，为明确原因可酌情进行。

2. 造影前准备

(1) 受检者准备。造影前 3 天不服用含有铁、铋、钙等不透 X 线的药物；造影前须禁食、禁水至少 6 h；有幽门梗阻的受检者，应在检查前一天晚上置入胃管并引流；检查时除去体表异物（金属）。

(2) 药品准备。选择钡剂时要求颗粒细小（1 μm 左右）、均匀且具有较高的悬浮稳定性，浓度为 50%～100%。应根据不同部位和要求，以及受检者吞咽困难程度进行浓度配比。对于食管检查，钡水比例为（3∶1～4∶1），浓度较高且黏稠，要求能挑起成丝；胃及十二指肠检查，钡水比例为 1∶1.2，或用 150 g 钡加 200 mL 水。调钡时必须搅拌均匀，避免成块或形成气泡。对怀疑有高位梗阻、食管气管瘘及呕吐较严重的受检者，可改用稀钡或碘水做上胃肠道检查。

3. 操作技术

检查前常规做胸腹部透视，以除外胃肠道穿孔及肠梗阻等并发症。食管邻近结构的异常及纵隔内病变常可对食管造成推移和压迫，检查时应注意纵隔形态的变化。

受检者立位口服一大口较稠钡剂（钡水比例为 3∶1～4∶1），正位透视观察吞咽动作是否正常，双侧梨状窝是否对称，再迅速转成右前斜位，跟随钡剂走行，逐段观察食管充盈扩张及收缩排空情况。然后辅以左前斜位及正位进行观察。

再口服适量较稀钡剂（钡水比例为 1∶1.2）100～150 mL，重点观察胃黏膜。检查顺序为先胃底，后胃窦和幽门前区。在检查中应不断用手或者压迫器按压腹部做触摸涂布，这有利于胃体和胃窦区黏膜的显示。同时注意观察黏膜的柔软度、粗细形态、有无破坏中断及纠集现象。继而再服多量钡剂（200～400 mL），重点观察胃充盈相下的形态、轮廓、蠕动、张力、位置等情况，从而可以间接判断胃壁的柔软度和韧度。

充盈相的突出优点是可以清晰显示位于切线位上的龛影，因此应在透视中转动受检者，尽可能使病变位于切线位上，但对于胃窦部小弯偏前或后壁的病变，显示较为困难，应予以加压法进行检查。加压可直接用检查医师（带防护手套）的手或 X 线机上的压迫器，在胃中等充盈时进行最为方便。单对比法进行上胃肠道造影中手法操作极为重要，只有通过熟练而灵巧的手法，才能充分展现单对比法充盈相及加压相的优势，这绝非压迫器所能取代。

通过手法操作可达到以下目的：将钡剂涂布于器官内黏膜表面；转动受检者至合适角度；将与病变重叠脏器（肠道）推开，使病变显露充分、清楚；对被检器官进行扪诊，了解有无压痛，有无肿块，肿块与病变的关系，等等。胃底因位置较高，不易按压，同时缺乏蠕动，黏膜形态各异，容易漏诊，要采取不同体位进行观察。立位时应利用胃泡内的气体观察有无软组织肿块，钡剂通过食管下段及贲门时有无受阻、绕流、分流及走行位置的改变；右前斜位观察贲门下的连续曲线是否自然；仰卧位时胃底充盈钡剂，可显示其充盈相的轮廓；俯卧位时，胃底充气，可显示胃底黏膜。

在检查胃的过程中，若十二指肠球部充盈，应随时进行十二指肠检查。若胃检查结束后，十二指肠球部仍未充盈，可借助蠕动波到达幽门前区时局部加压把钡剂推入球部，然后按球部、球后、降部、水平部和十二指肠空肠区的顺序逐段检查，同时须用手法加压观察黏膜相。要重点观察十二指肠的形态、轮廓、蠕动和收缩功能及有无龛影和激惹征象。立位时便于将球部的前后壁病变转到切线位上观察；俯卧位胃蠕动活跃，球部和降段易于充盈，可显示其轮廓；仰卧位右侧抬高，易使胃窦内的气体进入十二指肠内，构成双对比相。

4. 常见病变的造影显示

（1）食管异物。经钡餐或钡棉检查可表现。

A. 圆钝状异物。因异物表面涂抹钡剂而易于显示，有时可见钡棉钩挂征象。较小异物可见钡剂或钡棉偏侧通过或绕流；较大嵌顿异物显示钡剂或钡棉通过受阻。

B. 尖刺状或条状异物。常见钡棉钩挂征象，口服钡剂可见分流。若细小尖刺一端刺入食管壁，另一端斜行向下，口服钡剂或钡棉检查可无任何异常表现。

（2）食管静脉扩张。

A. 早期表现。食管下段黏膜皱襞增粗或稍显迂曲，管壁柔软，边缘不光整，略呈锯齿状或有小凹陷。

B. 中期表现。随着曲张静脉数目的增加和程度加重，食管黏膜皱襞明显增粗、迂曲，呈串珠状或蚯蚓状充盈缺损，管壁边缘凹凸不平呈锯齿状，可波及食管中段。

C. 晚期表现。严重的静脉曲张，透视下可见食管蠕动减弱，钡剂排空延迟，管径扩大。但管壁仍柔软，伸缩自如，无局部的狭窄和阻塞，一般累及食管上段。

（3）食管癌。

A. 早期食管癌。①食管黏膜皱襞发生改变，病变部位黏膜皱襞增粗迂曲，部分黏膜中断，边缘毛糙。②小溃疡，增粗的黏膜面上出现大小不等、多少不一的小龛影，一般直径小于0.5 cm，局部管壁出现轻度痉挛。③小充盈缺损，为向腔内隆起的小结节，直径0.5～2.0 cm，黏膜毛糙不规则，局部黏膜紊乱。④局部功能异常，表现为局部管壁舒张度减低，偏侧性管壁僵硬，蠕动减慢，钡剂滞留等。

B. 中晚期食管癌。①典型表现为局部黏膜皱襞中断、破坏，甚至消失，腔内可见锥形或半月形龛影和充盈缺损，病变管壁僵硬和蠕动消失。②髓质型。管腔内较长的充盈缺损，病变段管腔高度或中度狭窄，壁僵硬，上部食管明显扩张。癌肿向腔外生长，平片可显示局部纵隔增宽。③蕈伞型。管腔内较低平的充盈缺损，边缘不整，病变中部常显示表浅溃疡，晚期才出现管腔偏侧性狭窄。④溃疡型。显示为大小和形态不同的腔内龛影，边缘不光整，部分龛影底部超出食管轮廓。溃疡沿食管长轴破溃伴边缘隆起时，出现"半月征"，周围绕以不规则环堤。⑤缩窄型，病变食管呈环状对称性狭窄或漏斗状梗阻，病变长2～3 cm，管壁僵硬，边缘多较光整，上部食管显著扩张。

（二）双对比法上消化道造影

目前，胃肠道疾病主要依靠动态多相造影检查（dynamic multiphasic radiography），即把传统单对比法的充盈相、加压相与双对比法的双对比相、黏膜相的优点相结合。当受检者躯体转动时，在充气扩张的胃内钡液流动中，发现和认识胃内所呈现的病变的变动图像。能对病变做出定位（确切部位）、定形（大小和形状）、定质（柔软度、浸润范围）及定性的"四定"诊断。这是目前最为理想的上胃肠道检查方法。

1. 适应证与禁忌证

（1）适应证。①胃肠道起源于黏膜的病变（良、恶性肿瘤，溃疡，炎症）。②起源于黏膜下的病变（主要是间质性良、恶性肿瘤）。③单对比造影发现可疑病变而难以定性者。④临床怀疑有肿瘤而常规造影又无阳性发现者。⑤胃镜检查发现早期肿瘤病变者。

（2）禁忌证。①胃肠道穿孔。②急性胃肠道出血一般于出血停止后2周，大便潜血试验阴性后方可进行。③1周内内镜活检者。④肠梗阻及低张药物使用禁忌者。

2. 造影前准备

（1）受检者准备。造影前3天受检者不服用含有铁、铋、钙等不透X线的药物；造影前须禁食、禁水至少6 h，并禁烟；对于有幽门梗阻的受检者，应在检查前一天晚上置入胃管给予引流；上机检查前除去体表异物（金属）。

（2）药品准备。山莨菪碱654-2针剂20 mg，产气粉3～5 g。应选择颗粒具有高度杂异性（大小不均、形态各异）的胃肠道专用双重对比造影用硫酸钡。

3. 操作技术

（1）操作方法。对没有禁忌证的受检者于检查前3～5 min给予肌内注射低张药物[山莨菪碱（654-2）] 20 mg。检查前常规做胸腹部透视，以排除外胃肠道穿孔或肠梗阻。受检者用10 mL温开水口服产气粉3～5 g，吞服后产气约300 mL，可使胃腔充气扩张。透视观察应使胃泡相当于拳头大小。气太多，则不利于黏膜涂钡。随即口服双对比造影专用硫酸钡混悬液150 mL左右，最后含一满口（40～50 mL）于口中，站立于检查床前。

嘱受检者将口含钡剂一次咽下后分别于左右前斜位透视观察食管充盈相及双对比像并摄片。将检查床转至水平位，请受检者在床上由左向右翻滚转动2～3周，然后正位仰卧，使钡剂在胃表面形成良好涂布。按照全面无遗漏的原则，在透视下改变受检者体位，使钡液在腔内流动，使器官的各部分依次分别成为双对比区，并适时摄片。

常规检查应包括以下体位：

A. 立位右前斜位及左前斜位，观察食管。

B. 仰卧正位，观察胃体胃窦双对比像。

C. 仰卧右前斜位，观察胃幽门前区双对比像。

D. 仰卧左前斜位，观察胃体上部及胃底双对比像。

E. 仰卧右后斜位，观察贲门正面相。

F. 俯卧右后斜位，观察胃窦前壁双对比像。必要时可使床面倾斜至头低足高，并借助棉垫垫压，效果更好。

G. 俯卧左后斜位，观察胃体与胃窦充盈相和十二指肠充盈相。

H. 仰卧右前斜位，观察十二指肠双对比像。

I. 立位，观察胃窦及球充盈加压相。受检者恢复立位，使胃体下部胃窦部与十二指肠充盈钡剂。然后依次压迫球部、胃幽门前区及胃窦等处，当近身检查操作时，检查者可用传统手法"推"与"压"同时进行，效果更好。

J. 立位，观察胃充盈相。受检者取立位后，再加服浓度较低（60%～80%）的钡液150 mL。此时胃体、胃窦及十二指肠呈充盈相，胃底部呈立位双对比相，部分小肠也可显示，应在透视下转动体位，以充分显示胃角切迹及十二指肠曲。

以上步骤约需要进行 15 次曝光，一般选择 12 幅图像照片。

检查可根据情况灵活掌握顺序，重点部位可反复观察，随时可吞钡。双对比像必须使各观察部位先由近地侧处于远地侧，而充盈相则相反。胃底贲门区必须有 4 个体位（俯卧右前斜、右侧位、半立右后斜、直立左后斜），同时应注意观察贲门形态及胃底双对比像。在检查过程中，检查者应熟悉各种体位的显示内容，做到心中有数，当一个体位显示多个部位时，要全部摄片，不必重复检查。以不遗漏病变为原则显示全貌，尽量减少不必要的曝光。胃肠道双对比造影每次检查持续时间应以 10～15 min 为宜。时间太长可发生钡液沉淀、涂布不佳，时间太短则可能有所遗漏。对特殊疾病还常须采用特殊体位和方法。如食管静脉曲张受检者，因站立位减少了食管静脉的充盈，可取卧位及头低足高位，同时深吸气、深呼气后做相反的屏气动作以暂停食管蠕动，使食管静脉充盈。不合格的双对比像常可导致漏、误诊。

（2）双对比造影的基本质量要求。

A. 腔壁应充分而适度扩张，皱襞基本展平，钡液可在充分扩张的囊腔内随体位变化而自由流动是扩张适度的标志。

B. 被检查的器官应有 2/3 以上面积为双对比区，低洼积钡或钡池不应占有过多的投影面积。

C. 腔壁线应连续、无中断、均匀、清楚、纤细（宽度小于 1 mm）。若同一器官腔壁线的粗细相差明显，或出现非病理所致的中断，均应视为不合格，不能据此诊断。

D. 双对比区内应无或极少有气泡、钡液凝聚、鞍裂、吻触等伪影。

4. 常见病变的造影显示

（1）基本要点。

A. 利用角隅积钡现象显示病变为隆起或凹陷。

B. 利用潮礁现象显示近地壁低小隆起。

C. 利用低洼积钡现象显示近地壁浅小凹陷。

D. 利用涂钡表面层数增加（如息肉为 4 层）显示病变侧面的范围。

E. 利用低垂滞钡现象显示远地壁病变。

F. 利用腔壁多边现象显示侧壁病变。

G. 利用"竖板"现象显示病变的侧壁。

（2）胃溃疡。

A. 良性龛影是胃溃疡的直接征象，龛影位于胃轮廓之外，边界清楚。

B. 黏膜水肿带是龛影口部一圈黏膜水肿造成的透明带，是良性溃疡的重要特征。它有 3 种表现形式。①黏膜线，为龛影口部一宽 1～2 mm 光滑透明线。②项圈征，为龛影口部宽 0.5～1.0 cm 透明带，形如一项圈而得名。③狭颈征，为龛影口部上下端明显狭小、对称光滑透明影，形如颈状。

C. 黏膜纠集，无中断。

D. 其他间接征象。①痉挛切迹（incisura），为小弯溃疡在大弯壁上相对应处出现一光滑凹陷。②胃液分泌增多致空腹大量潴留液，钡剂涂布差。③胃蠕增强或减弱致胃排空加快或减慢。④胃变形和狭窄，因瘢痕收缩所致，表现为"蜗牛胃"、"葫芦胃"或"B型胃"和幽门狭窄、梗阻。

E. 穿透性溃疡。龛影深而大，深度多超过1.0 cm，口部有较宽大透亮带。

F. 穿孔性溃疡。龛影大，如囊袋状，可见气、钡二层或气、液、钡三层现象。

G. 胼胝性溃疡。龛影大，但直径不超过2.0 cm，而深度不超过1.0 cm，有较宽透明带伴黏膜纠集。

H. 多发性溃疡。胃内发生2个以上的溃疡，可在同一部位或相距较远，为多发性溃疡。

I. 复合性溃疡。胃及十二指肠同时发生溃疡，属于复合性溃疡。

（3）胃溃疡恶变的X线征象。

A. 龛影周围出现小结节状充盈缺损，指压征或尖角征。

B. 龛影周围黏膜皱襞杵状增粗、中断、破坏。

C. 治疗中龛影增大，变得不规则。

D. 胃溃疡恶变的后期X线表现与溃疡型胃癌的相似，难以鉴别时统称为恶性溃疡。

（4）十二指肠溃疡。

A. 良性龛影是球部溃疡的直接征象，充盈加压像可见龛影周围有一圈光滑的透亮带，或见放射状黏膜纠集。

B. 球部变形是诊断球部溃疡的重要征象。由瘢痕收缩、黏膜水肿、痉挛引起，表现为"山"字形、三叶状、花瓣状或葫芦形或假性憩室形成，恒定存在。

（5）胃癌。

A. 早期胃癌。①隆起型（protruded type，Ⅰ型），表现为小而不规则的充盈缺损，高度超过5 mm，边界清楚。②表浅型（Ⅱ型），表现为胃小沟、胃小区破坏呈不规则颗粒状，轻微凹陷小龛影、僵硬、界限尚清楚，包括隆起型（Ⅱa型），癌肿突出高度不超过5 mm；平坦型（Ⅱb型），病灶几乎无隆起和凹陷；凹陷型（Ⅱc型），病灶轻度凹陷不超过5 mm。③凹陷型（Ⅲ型），表现为形态不规整，边界明显的龛影，深度超过5 mm，可见黏膜皱襞中断、杵状变或融合。

B. 中晚期胃癌。①蕈伞型癌，多表现为不规则分叶状的充盈缺损，与正常胃界限清楚。也可表现为胃腔狭窄，胃壁僵硬。②浸润型癌，多表现为胃腔狭窄，胃壁僵硬。胃广泛受累时形成"皮革袋状胃"（leather stomach）。③溃疡型癌，多表现为恶性龛影。溃疡型癌常有下列征象：一是指压征（finger pressure sign），指因黏膜及黏膜下层癌结节浸润使龛影口部有向龛影隆起的不规则的弧形压迹，如手指压迫样，加压后显示清晰；二是裂隙征，指在两指压征之间指向口部的尖角，为溃疡周围的破裂痕迹或两个癌结节间的凹陷；三是环堤征，指在正位上环绕龛影的宽窄不一的不规则透明带，切线位呈半弧形，为肿瘤破溃后留下的隆起边缘；四是半月综合征（meniscus sign），为龛影位于轮廓内、龛影周围环堤及龛影大而浅的综合征象，早半月形，切线位加压摄影显示清晰。

（三）数字摄影消化道造影

数字胃肠成像系统由探测（image intensifier Ⅱ）、数字图像处理器（digital image processor）和高分辨力监视器（high resolution monitor）组成。目前，随着像素和矩阵数目的增加及较小焦点X线管的应用，图像质量已获得大幅提高。数字成像胃肠道检查技术同样是运用动态多相对比造影技术，检查方法与胃肠道造影相同。

1. 数字成像可以快速获取多幅图像

数字成像速度可达0.5～15.0帧/秒，这对处于运动状态下的胃肠道检查极为有利。在做咽、上段食管检查时，可选用2～8帧/秒连续摄取图像，以便清晰显示这些结构及其异常变化。食管双对比造影检查时，0.5～2.0帧/秒的连续摄取可获得食管处于双对比状态下不同时相的多幅图像。十二指肠球部溃疡常有痉挛激惹征象，连续图像采集与回放方式更有利于发现溃疡龛影，可作为常规使用。

2. 数字成像可以实时采集和显示图像

在数字成像胃肠检查过程中，因为可以实时采集和显示图像，便于及时观察病变是否被适当地显示。因此，在检查中可以随时采取补救措施，如改变体位、重新涂布、补充图像等。

3. 数字成像可以进行多种图像后处理

对数字成像要进行合理的图像后处理（postprocessing），通过改变图像的亮度（brightness）、对比度（contrast）、对图像中的感兴趣区进行放大（magnification）观察、增强图像的锐利度（edge enhancement），以及将图像进行正负相对比，可使各种不同类型的病变得以被发现和清晰显示。

4. 数字成像可以进行标记说明

为了恰当地突出在胃肠造影图像中的感兴趣区表现，可以对数字图像用箭头或圆圈加以标记，对其所作的解释或诊断也可以用文字进行说明。也可将检查中含有突出发现和病变的图像，有选择地打印于纸上作为诊断报告。对连续采集的图像全部检查后，挑选满意的图像进行激光打印，以减少信息丢失，保证图像的高清晰度与高分辨力。

5. 数字成像可以进行存储

采用光盘储存（optical disks）数字成像胃肠造影的影像资料，不但经济，而且便于查阅，对重复检查者也很容易与其早前的检查资料进行对比。

6. 数字成像可以进行网络传输

数字胃肠图像资料若与其他数字图像资料（如CT、MR）统一建立数字图像档案，就能很容易在一个工作站上与受检者的其他影像学检查进行综合分析，从而提高诊断准确率。图像存贮和传输系统（picture archiving and communication system，PACS）一旦建立，还可将数字胃肠检查资料经医院的网络高速地传送至各临床科室，或进行远程会诊。

三、肠系检查

（一）口服钡剂小肠造影

1. 适应证与禁忌证

（1）适应证，包括临床怀疑有小肠病变者；全身情况差，不能耐受插管者；需要了解小肠走行及功能状态者。

（2）禁忌证，包括急性肠梗阻、急性胃肠道出血、胃肠道穿孔。

2. 造影前准备

（1）受检者准备。检查前日低渣饮食，晚上服用轻泻剂（用开水冲服番泻叶 9 g，30 min 后再冲服 1 次，或服用 50%硫酸镁 30～50 mL），并禁食一夜。

（2）药品准备。钡剂采用 40%～50%浓度的硫酸钡悬浊液。可在检查前 10 min 口服 20 mg 甲氧氯普胺以加快钡剂通过小肠的时间。

3. 操作技术

造影前常规观察胸腹部。口服钡剂小肠造影检查通常在上胃肠道造影后，立即让受检者口服 300 mL 左右 40%～50%浓度稀钡使小肠完全充盈；单纯口服钡剂小肠造影则直接口服 600 mL 稀钡。向右侧卧位可增加胃内张力，使钡剂更容易进入小肠。透视中须用压迫法仔细分开相互重叠的肠袢，并顺序摄取各部位点片，必须观察到钡剂充盈回盲部，在末端回肠、部分盲肠及升结肠显影后，才可结束检查。

4. 常见病变的造影显示

（1）肠管改变。肠管改变表现为肠腔狭窄或扩张。炎性肠腔狭窄范围多较广泛，边缘较整齐，可呈节段性。肿瘤性肠腔狭窄范围多局限，边缘不整齐，且管壁僵硬，局部可扪及包块。外压性狭窄多在管腔一侧，可见整齐的压迹或伴有移位。先天性狭窄则边缘光滑而局限。肠腔扩张可由远端肠腔狭窄或梗阻所致，肠梗阻引起的管腔扩张常有液体和气体积聚，可形成阶梯状气液面，并有蠕动增强。张力降低如肠麻痹引起的肠管扩大也有液体和气体积聚，但蠕动减弱。

（2）肠腔轮廓和黏膜的改变。肠壁肿瘤突入肠腔可造成局部钡剂充盈缺损，向腔外生长会推移邻近肠管，表现为肠袢间距离增宽。良性肿瘤可使黏膜展平、皱襞消失，表现为表面光滑的充盈缺损；恶性肿瘤则侵蚀破坏黏膜导致充盈缺损，局部表面不规则且常见管壁僵硬，钡剂通过困难。肠道憩室表现为肠管壁有向外囊袋状突出的阴影。

（3）位置和功能的改变。肿瘤等占位性病变压迫推移可改变肠道的位置。肠粘连可使肠管移动受限；蠕动增强、运动力增加可致排空过快，口服钡剂不到 2 h 就可到达盲肠，超过 6 h 为通过缓慢，超过 9 h 小肠内钡剂尚未排空为排空延迟；分泌增多会使钡剂分散在分泌液中，呈不定形的片状或线状影，黏膜皱襞则模糊不清。

（二）小肠灌肠气钡双重造影

小肠气钡双重造影检查是目前诊断小肠疾病的主要检查方法，可同时观察整个小肠黏膜形态明确病变部位，对小肠腔内及管壁受累病变（如肿瘤、憩室、狭窄性病变等）具有重要诊断价值。

1. 适应证与禁忌证

（1）适应证，包括反复消化道出血，经其他方法检查除外食管、胃和大肠出血者；原因不明的腹痛、腹泻者；临床怀疑小肠不完全性梗阻；先天性小肠畸形；腹部包块，需除外小肠肿瘤者；原因不明的贫血、低蛋白血症者；原因不明的发热、消瘦者；胃肠道其他部位的病变需要除外小肠受累者。

（2）禁忌证，包括急性胃肠道出血、胃肠道穿孔、小肠坏死、十二指肠活动性溃疡及山莨菪碱禁忌者。

2. 造影前准备

（1）受检者准备。为避免盲肠充盈引起小肠内容物滞留于回肠内，应按结肠双重对比造影要求进行肠道准备。检查前 1 天中午嘱受检者吃少渣饮食，下午口服 50%硫酸镁 50 mL 清肠导泻，尽量多饮水，总量应达到 1 500～2 000 mL，可以间断饮用。晚餐进流食，睡前（21：00）服用缓泻剂（酚酞或果导片 2 片）。检查当日早晨禁食，肛门内注开塞露 1 支，尽量排净大便。清洁结肠不能采用洗肠法，因为洗肠液可经回盲瓣逆流进入并滞留于回肠，会严重影响末端回肠及回盲部的充盈。造影前行胸腹部透视，排除消化道穿孔及梗阻受检者。

（2）器械准备。插管法可采用 Bilao-Dotter 导管或经胃镜引导下插管，不插管者可选用能释放二氧化碳气体的小肠溶空心胶囊或采用"口服钡剂+肛门逆行注气法"，灌肠桶或压力灌注泵。

（3）药品准备。造影用钡剂的浓度为 350 g/L（*W/V*）硫酸钡悬浊液，山莨菪碱（654-2）10～20 mg。

3. 操作技术

（1）插管法。

A. 插管前用凡士林涂抹导管外壁及导丝，以保持润滑。受检者取卧位或斜立位，经鼻孔插入。随受检者的吞咽动作将导管送过咽部进入食管，然后可较快地下达贲门。导管过贲门后，常自然地形成向胃底部的弧形弯曲。让受检者改取仰卧位，在透视下插入弯头导丝，旋转金属旋钮，将导管末端调节到弯向胃小弯，顺势继续插入导管，直达胃窦部和幽门前区。再让受检者取仰卧右前斜位，甚至近于左侧卧位，使气体充满胃窦部，如胃内气体不多，可用气囊注入适量气体（约 50 mL），并取头稍高位。将导丝换成直头。当导管端送到幽门时，将导丝向后略撤 3～5 cm，使导管端部柔软、易弯曲，导丝不得进入十二指肠。将导管慢慢送过幽门，进入十二指肠，此时（仰卧位），绝大多数受检者导管进入十二指肠后外侧、沿十二指肠降支向下行走，少数受检者的导管向内向下弯转进入十二指肠降支。随后边慢慢后撤导管，边向前送入导管，直到导管达 Treitz 韧带为止。

B. 也可应用胃镜直视下插管，成功率高且操作方便，可使导管快速到位，无须 X 线定位，检查时间也明显缩短。胃镜进入十二指肠降部过乳头后，由胃镜活检孔插入交换导丝，沿导丝退出胃镜。在数字胃肠监控机下，沿导丝进入导管，送达十二指肠水平部以下，撤出导丝。用胶布固定口腔外导管另一端，将导管尾部与灌肠桶或压力灌注泵相连接。

插管成功后沿导管按 100 mL/min 的流量注入 35%硫酸混悬液 600～800 mL，钡剂进入小肠后，注入气体约 800 mL。在电视监控下连续观察各组小肠，当钡剂流入 3～4 组小肠时，再次注入气体 200 mL，直至整个小肠呈气钡双重对比像。同时，转动受检者体位，在电视监控下摄片，直至钡剂到达回盲瓣。在灌注过程中应透视下密切观察钡剂走行，及时对可疑区进行加压检查，观察其充盈缺损、龛影、憩室、扩张及狭窄等。

（2）无管法。

A. 使用小肠溶空心胶囊，在 pH≥6 的环境中即可溶解释放二氧化碳气体，结合口服钡剂即可在小肠内形成与插管法相媲美的小肠气钡双对比像。操作简便易行，安全有效。

B. 使用"口服钡剂+肛门逆行注气法"，重点观察末端回肠病变。具体做法是：口服 80% 硫酸钡混悬液 150 mL，分 2 次服用，待钡头到达盲肠时，肌内注射低张药物〔（山莨菪碱（654-2）〕，然后肛门插管，注入空气 800～1 000 mL，使气体逆行进入小肠，形成回肠末端低张双对比相。此方法因直肠和乙状结肠充气扩张，使盆腔内回肠上抬，易于病变显示。

4. 常见病变的造影显示

要根据小肠的环状皱襞、管腔大小、肠壁厚度及绒毛形态等表现做出诊断。钡剂涂布并被气体充分扩张的正常小肠表现为均匀连续、肠袢走行弯曲自然、肠管粗细均匀。空肠宽度为 4 cm（充气后为 4.5 cm），回肠管径稍细，为 3.5 cm（充气后为 4 cm），若肠腔宽度超出范围，应仔细检查是否存在病变。两个相互平行的肠管即相邻两肠壁间的距离，代表了肠壁的厚度，正常不应大于 3 mm。小肠绒毛是小肠黏膜表面肉眼可见的最小的解剖结构，造影常常不显示，若出现充盈缺损，应警惕有病变存在。小肠气钡双重造影对黏膜较小的隆起性和凹陷性病变，尤其是对直径小于 1 cm 的小肠肿瘤常能显示满意的形态学表现，但对壁内和向腔外生长的肿瘤鉴别尚有困难。

四、钡剂灌肠检查

（一）结肠气钡低张双重对比造影

1. 适应证与禁忌证

（1）适应证，包括怀疑有结肠息肉或肿瘤者、慢性溃疡性结肠炎或肉芽肿性结肠炎者、鉴别肠管局限性狭窄的性质、结肠高度过敏或肛门失禁的受检者。

（2）禁忌证，包括结肠穿孔或坏死、急性溃疡性结肠炎、中毒性巨结肠、肠镜活检 1 周以内、危重受检者或虚弱受检者。

2. 造影前准备

（1）受检者准备。检查前 1 天中午嘱受检者须少渣饮食，下午口服 50% 硫酸镁 50 mL 清肠导泻，尽量多饮水，总量应达到 1 500～2 000 mL，可间断饮用。晚餐进流食，睡（21：00）前服用缓泻剂（酚酞或果导片 2 片）。检查当日早晨禁食，肛门内注开塞露 1 支，尽量排净大便。

（2）器械准备。准备带气囊的双腔导管，灌肠桶或压力灌注泵。

（3）药品准备。准备造影用钡剂，结肠双对比造影应采用细而颗粒均匀的钡剂。浓度以 70%～80% 为宜，浓度太高易引起龟裂，太低不易显示结肠细微结构及使腔壁线勾画不清。调钡时钡剂温度应控制在 40 ℃ 左右，温度太低易使肠管痉挛收缩，导致钡剂絮凝龟裂。准备山莨菪碱（654-2）10～20 mg。

3. 操作技术

肌内注射山莨菪碱（654-2）10～20 mg。受检者取俯卧头低位（倾斜检查床，使头低 10°～15°）或左侧卧位，肛门插入带有气囊的双腔导管，在透视下经灌肠桶或压力灌注泵注入钡剂。在透视中密切观察，待钡头到达横结肠中段时立即停止注入钡剂。换上注气囊，经导管缓慢向内注入空气，通过气体压力驱使钡剂进入结肠肝曲、升结肠并达盲肠。注气量一般为 800～1 000 mL，见右半结肠直径扩张至 5 mm 为宜，然后拔出导管。嘱受检者顺时针方向翻身 4～5 次，观察钡剂均匀涂布于肠壁上时，即可进行结肠各段点片。

一般在俯卧头低足高 15°前后正位，显示直肠、乙状结肠和降结肠下端，以显示前壁为主；仰卧前后位，显示直肠、乙状结肠和降结肠下端，以显示后壁为主；仰卧左右前斜位，显示直肠、乙状结肠和降结肠下端，其目的是减少肠曲间影像重叠；左侧和右侧卧位摄取直肠、乙状结肠侧位片；半立位左前斜位，显示结肠脾曲、降结肠上中部和横结肠左半部；半立位右前斜位，显示结肠肝曲、升结肠近肝曲部和横结肠右半部；卧位或半立位，显示横结肠；仰卧头低 15°，显示盲肠、升结肠近端和回盲部；最后摄取全结肠仰卧前后位、俯卧前后位、左侧水平侧卧位、右侧水平侧卧位及全结肠立位前后位。造影检查时间不宜过长，一般应控制在 15～20 min，否则钡液中的水分被肠道吸收后可出现龟裂和钡剂絮凝，容易产生伪影，影响小病灶的显示。检查中应多体位、多角度进行观察。

4. 常见病变的造影显示

（1）肠腔轮廓改变。气钡双重对比造影可直接显示肿块。恶性肿瘤常边缘不规则，且伴有黏膜破坏、局部管壁僵硬。溃疡型结肠癌可见大而不规则的龛影，其周围有僵硬、边缘呈毛刺状的环堤所致充盈缺损。溃疡型结肠炎可见小而密集的龛影以致结肠袋消失，肠管边缘呈锯齿状。

（2）管腔大小改变。由恶性肿瘤所致的管腔狭窄较局限，边缘多不整齐，且管壁僵硬，局部常触及包块。炎症所致的狭窄范围多较广泛。狭窄或梗阻的近端结肠常扩张。

（二）结肠稀钡灌肠造影

1. 适应证与禁忌证

（1）适应证，包括结肠梗阻、乙状结肠扭转及观察结肠的功能性改变，年老体弱和不适宜多翻动的受检者。

（2）禁忌证，包括结肠穿孔或坏死、急性阑尾炎、肛裂疼痛不能插管者。

2. 造影前准备

（1）受检者准备。受检者准备与结肠气钡低张双重对比造影准备相同。

（2）器械准备。器械准备包括肛管、灌肠桶或压力灌注泵。

（3）药品准备。准备造影用钡剂。浓度为 15%～20%硫酸钡悬浊液。

3. 操作技术

受检者取屈膝左侧卧位，将肛管缓慢插入直肠，后取仰卧位，行胸腹常规透视，以了解胸腹部一般情况。再将右侧略抬高，透视下经灌肠桶或压力灌注泵将浓度为 15%～20% 的稀钡 800～1 000 mL 经导管注入全部结肠直至盲肠充盈，在灌肠途中，密切注意钡头有无受阻、分流及狭窄，发现异常，立即停止注钡，用手或压迫器在患处按压，观察肠管轮廓、宽窄、移动度及有无压痛与激惹征象，必要时进行点片。最后摄取全结肠片和结肠各段压迫点片，一般不需要摄取黏膜像。

4. 常见病变的造影

结肠稀钡灌肠造影因不使用低张药物，可以观察结肠的张力、运动及分泌等功能异常。张力异常可表现为肠道痉挛、不规则收缩、张力增高或减低；运动功能异常可表现为肠管蠕动加快或减慢；分泌增加时，可见肠腔内大量黏液存在，成细长的条状或柱状，其外涂以薄钡层，或呈现双层肠壁样表现。

第三章

消化系统疾病 X 线诊断

第一节　咽部病变

一、咽部异物

1. 临床特点

咽部异物多属意外情况下经口进入。尖锐细长物品，如鱼刺、麦芒、竹丝等，可刺入腭扁桃体、咽侧壁、舌根或会厌谷等处。较大异物常停留于梨状窝。尖锐异物可刺透并穿过咽黏膜，埋藏于咽后壁，引起继发感染，甚至酿成脓肿。

2. X 线表现

咽部异物有高密度及低密度两种。高密度异物，平片即可完全显现异物位置、形态和大小，并可见咽部软组织肿胀和脓肿；低密度异物，须做钡餐检查，表现为充盈缺损，即异物的一个侧面，以及咽部功能紊乱、咽部软组织改变。异物很小时，造影不一定显现，可以吞服钡剂拌棉絮后摄片观察，显示钡絮滞留咽部，结合病史进行诊断。

3. 鉴别诊断

结合临床病史及颈部 X 线透视、摄片和服钡检查，可以判断有无异物及并发病的存在。

4. 临床评价

详细询问病史和分析症状可以初步诊断。大多数患者有异物咽下史并在查体时发现异物，部分患者开始时有刺痛，检查时未见异物，可能是黏膜擦伤所致，此症状一般持续时间较短。对于疼痛部位不定，总觉咽部有异物存留，发生数日后来就诊者，应注意与咽异感症或慢性咽炎相鉴别（图 3-1、图 3-2）。

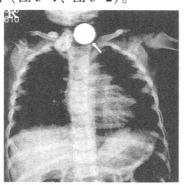

咽部见圆形金属密度影，有异物（箭头示）误服史。

图 3-1　咽部金属异物

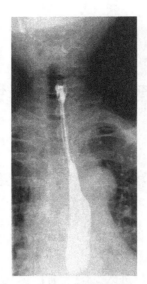

食管钡棉透视示咽部见钡棉悬挂，有鱼刺误服史。

图 3-2　咽部异物

二、咽壁脓肿

1. 临床特点

本病多见于异物刺伤后，亦可由颈椎化脓性或结核性感染所致。脓肿多位于咽后壁，软组织肿胀或脓肿的压迫使咽部变形。

2. X 线表现

除 X 线平片可见咽壁软组织肿胀、咽部受压，以及咽部移位、咽部与颈椎间距离增加外，有时可于肿胀影内见有积气或小液气平面。

第二节　食管病变

一、食管癌

1. 临床特点

食管癌是我国常见的恶性肿瘤之一，也是引起食管管腔狭小与吞咽困难的一种最常见的疾病。绝大多数食管癌为鳞状上皮细胞癌，但食管下端也可以发生腺癌。统计学结果表明，食管癌好发于胸中段，胸下段次之，颈段与胸上段最少。

早期食管癌（限于黏膜及黏膜下层）的病理形态可分为平坦型、轻微凹陷型与轻微隆起型。随着癌的深层浸润，以及不同的生长方式，一般可分为息肉型、狭窄型、溃疡型与混合型。早期食管癌很少有症状，做脱落细胞学检查后才能发现。但肿瘤生长至一定大小，则出现持续性、进行性吞咽困难。一般而言，男性多于女性，40 岁以上患者多见。

2．X 线表现

（1）早期食管癌。食管黏膜纹增粗、中断、迂曲，可见单发或多发的小龛影，局限性充盈缺损，局限性管壁僵硬（图 3-3）。

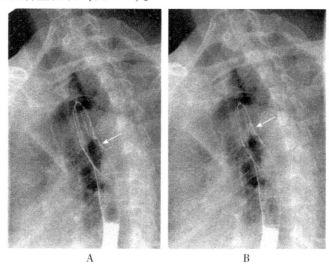

A、B. 食管中段黏膜中断、破坏，管壁稍僵硬，管腔未见明显狭窄。

图 3-3　早期食管癌

（2）中、晚期食管癌。可见黏膜纹破坏、充盈缺损、管壁僵硬、管腔狭窄、通过受阻与软组织肿块等。根据大体标本结合 X 线表现分述如下：

A．息肉型。肿瘤向腔内生长为主，呈不规则的充盈缺损与偏心性狭窄。但也有的肿块以向壁外生长为主，犹如纵隔肿瘤，有人称之为外展型（图 3-4）。

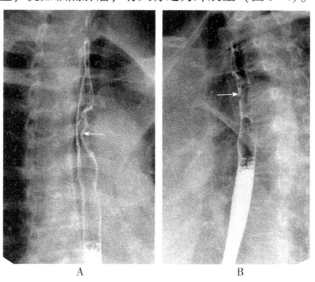

A、B. 食管中段腔内可见不规则的充盈缺损，食管偏心性狭窄（箭头示）。

图 3-4　食管癌（息肉型）

B. 狭窄型。狭窄型中、晚期食管癌，即硬性浸润癌，以环形狭窄为其主要特点，范围为 3～5 cm，上段食管明显扩张（图 3-5）。

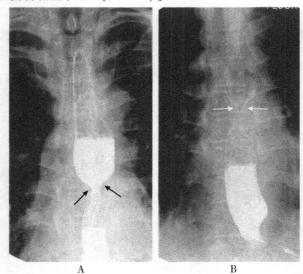

A、B. 食管中段见环形狭窄，黏膜破坏，管壁僵硬，钡剂通过受阻，狭窄段上方食管扩张（箭头示）。

图 3-5　食管癌（狭窄型）

C. 溃疡型。溃疡型中、晚期食管癌呈长条状扁平形壁内龛影，周围隆起，黏膜纹破坏，管壁僵硬，扩张较差，但无明显梗阻现象（图 3-6）。

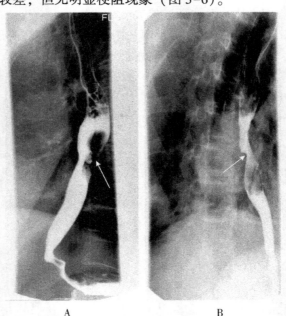

A、B. 食管中段见管腔狭窄，黏膜中断、破坏，内见不规则龛影（箭头示）。

图 3-6　食管癌（溃疡型）

D. 混合型。具备上述两种以上类型的 X 线特征。

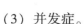

（3）并发症。

A. 穿孔与瘘管形成。仅少数病例可出现食管气管瘘，也可向纵隔穿破，形成纵隔炎与纵隔脓肿。

B. 纵隔淋巴结转移。可出现纵隔增宽、气管受压等 X 线征。

3．鉴别诊断

（1）食管良性肿瘤。食管良性肿瘤表现为向腔内凸出的偏心性充盈缺损，呈半球状或分叶状。切线位肿瘤上、下端与正常食管分界清楚，钡剂通过肿瘤时呈偏流或分流，转动体位可发现管腔增宽，肿物不造成梗阻，上方食管无扩张。肿瘤局部食管黏膜皱襞展平消失，其对侧黏膜光整，无破坏改变，附近食管壁柔和光滑。

（2）贲门失弛缓症。贲门失弛缓症的狭窄段是胃食管前庭段两侧对称性狭窄，管壁光滑呈漏斗状，食管黏膜无破坏。用解痉药可缓解梗阻症状，吸入亚硝酸异戊酯后贲门暂时舒展，可使钡剂顺利通过。

（3）消化性食管炎。消化性食管炎易与食管下段浸润癌混淆。炎症后期瘢痕狭窄常在下 1/3，但仍能扩张，无黏膜破坏。食管壁因癌肿浸润而僵硬，不能扩张，边缘不规则，黏膜皱襞有中断、破坏。

（4）食管静脉曲张。食管静脉曲张时，管壁柔软，没有梗阻的征象，严重的食管静脉曲张，管张力虽低，但仍有收缩或扩张功能。而癌变的食管壁僵硬，不能扩张或收缩，局部蠕动消失。

（5）食管外压性改变。纵隔内肿瘤和纵隔淋巴结肿大等压迫食管，产生局限性压迹，有时并有移位，黏膜常光滑完整，无中断、破坏。

4．临床评价

食管癌的放射学检查主要是确定诊断及侵蚀范围。食管癌的中晚期 X 线改变较为明显，诊断并不困难。而早期食管癌由于癌组织仅限于黏膜及黏膜下层，病变表浅，范围小，故 X 线改变很不明显，容易漏诊和误诊。因此，进行 X 线检查时，必须多轴透视和点片，并采取双对比造影检查，能显示得更清楚。

二、食管炎

（一）腐蚀性食管炎

1．临床特点

腐蚀性食管炎由吞服化学性腐蚀性制剂（如强酸、强碱之类）所致，重者可发生食管破裂而引起纵隔炎，轻者则引起不同程度的瘢痕狭窄。

2．X 线表现

（1）病变较轻时，早期可见食管下段痉挛，黏膜纹尚存在，一般无严重后果。重症病例则表现为中、下段，甚至整个食管，都有痉挛与不规则收缩现象，边缘呈锯齿状，可见浅或深的溃疡龛影，有时因环肌痉挛严重，下段可呈鼠尾状闭塞（图 3-7）。

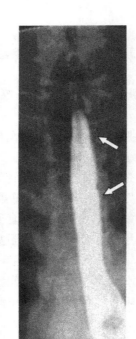

食管钡餐透视检查示食管上段壁边缘毛糙，患者有误服强碱病史（箭头示）。

图 3-7　腐蚀性食管炎

（2）病变后期，因瘢痕收缩而出现范围比较广泛的向心性狭窄，狭窄多为生理性狭窄部位，狭窄上段食管扩张程度较轻，病变食管与正常食管之间无明确分界，呈逐渐移行性过渡。

3. 鉴别诊断

要与浸润型食管癌相鉴别。浸润型食管癌，狭窄上段食管明显扩张，病变与正常食管之间分界截然。

4. 临床评价

应在急性炎症消退后进行钡餐造影检查，以观察病变的范围与程度。如果疑有穿孔或有食后呛咳的患者，宜用碘油造影。由于腐蚀性食管炎后期可以发生癌变，因此 X 线检查对本病的随访非常重要。

（二）反流性食管炎

1. 临床特点

反流性食管炎系胃内容物包括胃酸及胃消化酶逆流到食管内对鳞状上皮产生自身性消化所致。主要见于食管下段，多并发黏膜糜烂与浅表性溃疡，病变后期因纤维组织增生，可形成食管管腔狭窄与食管缩短。临床上多见于食管裂孔疝、贲门手术后、十二指肠球部溃疡的患者。主要表现胃灼热、胸骨后疼痛，进食时加重；因食管下段痉挛与瘢痕狭窄，故可有吞咽困难与呕吐等症状；严重者还可发生呕血。

2. X 线表现

（1）早期或轻度反流性食管炎在钡餐造影时，一般只能看到食管下段痉挛性收缩，长达数厘米，边缘光整，有时出现第三收缩波而致管壁高低不平或呈锯齿状，但难以显示黏膜糜烂与浅小溃疡。

（2）晚期因管壁纤维组织增生及瘢痕组织收缩，可见食管下段持续性狭窄及狭窄上段食管代偿性扩大。若出现胃内钡剂向食管反流或并发食管裂孔疝，则支持反流性食管炎的诊断。

3. 鉴别诊断

反流性食管炎要与浸润型食管癌相鉴别。发生食管癌时食管狭窄较局限，病变与正常食管之间分界明显，当服大口钡剂时可见狭窄部位管壁僵直，表面不规则，不易扩张。而发生食管炎时病变食管与正常食管之间无明确分界，呈逐渐移行性过渡，狭窄部位比较光滑，偶见小龛影。

4. 临床评价

X 线钡餐检查对于判断病变的有无、病变部位和程度、病变原因很有帮助。一般而言，采用双对比造影易于发现早期的细微黏膜管壁，但为非特异性。诊断应结合临床病史、内镜活检及实验室检查结果进行综合诊断。

三、食管重复畸形（先天性食管囊肿）

1. 临床特点

食管重复畸形又被称为先天性食管囊肿，是较少见的先天性消化道畸形。由胚胎时期原始消化管头端的前肠发育畸形所致，多位于食管中段或下段，呈囊状或管状，可与食管相通。其囊内黏膜多数为胃黏膜，部分为肠黏膜、支气管黏膜组织或食管黏膜。可产生溃疡，可无临床症状。食管重复又称为副食管，较大的副食管可压迫气管引起呼吸困难，压迫食管产生吞咽困难，或副食管内出现溃疡出血，甚至穿孔等症状。

2. X 线表现

（1）正侧位胸片。可见副食管呈边缘清晰、密度均匀之块影，并压迫纵隔使之移位，或突向邻近肺野的块影（图 3-8）。

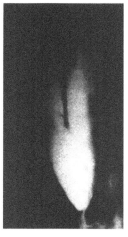

食管上段见重复畸形，下段融合扩张。

图 3-8　食管重复畸形

（2）若副食管与食管相通，钡餐造影可显示副食管与食管平行，其远端为盲端，内有黏膜纹。

3. 鉴别诊断

（1）食管憩室。食管壁局限性腔外膨出而呈陷窝或盲袋状，易于鉴别。

（2）缺铁性吞咽困难综合征。有缺铁性贫血表现，内镜检查见咽下部和食管交界处附近有食管黏膜赘片形成，其特征性改变有利于鉴别。

4. 临床评价

食管重复畸形的发生可能与遗传相关。本病变不仅影响食管正常功能，而且易因反复损伤而继发炎症，日久可能诱发恶变，故应提醒患者注意饮食方式及自我保护，追踪观察，定期复查，酌情处理。

四、食管黏膜下血肿

1. 临床特点

食管黏膜下血肿，主要是动物性尖锐骨性异物通过食管生理狭窄时所产生的继发性食管黏膜急性损伤性病变，偶尔也可由烫伤或进食过快引起。在有血小板减少症、血友病或抗凝药治疗的患者中也可自行出现。主要症状为突发的胸骨后疼痛、呕血、吞咽痛、吞咽困难。

2. X 线表现

X 线可见食管腔内黏膜层轮廓光滑的圆形的或椭圆形充盈缺损，边缘清楚，形态轻度可变。若血肿破裂，钡剂渗入血肿内，则形成腔内液-钡平面或腔内囊状钡剂充填影：钡剂渗入少并在立位时表现为腔内液-钡平面；当钡剂渗入多或卧位时表现为腔内囊状钡剂充填影（图3-9）。

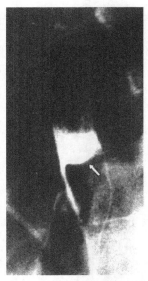

食管钡棉透视点片示食管腔内椭圆形囊状钡剂充填，边缘清楚（箭头示）。

图3-9 食管黏膜下血肿

3.　鉴别诊断

（1）黏膜层良性肿瘤。血肿患者有明确的尖锐异物误吞史，疼痛不适大多较广泛或最痛点与发现病变部位相一致，短期复查血肿消失或明显缩小；良性占位性病变患者无症状或症状轻，短期复查病灶无变化。

（2）食管外压性病变或黏膜下占位性病变。通过切线位显示黏膜下层隆起性病变；血肿临床表现及病史典型，来源于黏膜层隆起性病变。

（3）食管憩室。憩室切线位于腔外，黏膜向内延伸，形态可变性大，钡剂可排空；血肿始终位于腔内，短期复查变小或消失。

（4）食管内气泡。气泡多发、圆形，通过重复服钡，气泡可消失或下移；血肿位置固定且始终存在。

4.　临床评价

食管黏膜下血肿多由细小血管损伤引起，血肿往往较为局限，极少引起大出血。食管黏膜下血肿根据临床表现的特点及 X 线影像表现，结合短期复查血肿变小或消失等特点，不难做出明确诊断。

第四章

头颈部 CT 诊断

第一节　检查注意事项

为了使 CT 检查取得较好的效果，扫描前的准备工作必不可少。检查前的准备及注意事项如下：

（1）被检查者进入 CT 室须换鞋，保持机房内的整洁，对患者做好耐心的解释工作，包括检查中机器的响声。若需要增强扫描，告诉患者注射对比剂后身体的反应及可能发生的副作用等，消除其紧张情绪，配合检查顺利完成。

（2）要求患者摘掉检查部位的金属发夹、耳环及颈部的项链等，做冠状扫描时尽可能摘掉义齿，以防伪影产生。

（3）在扫描过程中患者的体位须保持不动，确保检查部位的固定，是减少运动伪影的有效措施。眼部扫描时嘱患者两眼球向前凝视或闭眼不动；对不能配合的患者及婴幼儿，可采用药物镇静。成人一般在检查前采用肌内注射或静脉注射 10 mg 地西泮，少数镇静药效果差者可重复肌内注射或静脉注射 10 mg 地西泮；小儿口服水合氯醛最为安全，按每千克体重 50～75 mg（总剂量不得超过 2 g）于扫描前口服。另外，在 CT 扫描过程中应做好患者和陪护人员的射线防护，在非特殊情况下患者家属不要滞留在扫描室内。

第二节　颅脑

一、颅脑平扫和增强扫描

（一）适应证

CT 平扫可应用于颅脑外伤、急性脑出血、脑萎缩、脑梗死、先天性发育异常、颅内肿瘤、脑血管性疾病、颅内感染、遗传性代谢性脑部疾病、脑白质病、颅骨骨源性疾病、颅内压增高、脑积水等，有时需要做增强扫描。CT 平扫时多采用横断面扫描，当疑似垂体瘤、颅底病变、小脑病变及大脑凸面病变时可加做冠状面扫描。

（二）患者准备

去除头上发夹等金属物品；增强扫描前，请患者或家属在 CT 增强检查说明书上签字；常规采用非离子型对比剂，使用离子型对比剂前须做碘过敏实验，阴性者方可检查；

建立好静脉通道。

（三）检查体位

仰卧，头部放置于头架上。头先进，下颌内收，两外耳孔与台面等距，头颅和身体正中矢状面与台面中线重合（图 4-1），保持两侧对称，以准确地反映该层面的解剖结构。

（四）扫描方法

常规采用非螺旋横断扫描，扫描角度与听眶上线平行，扫描范围从枕骨大孔至颅顶（图 4-1）。患者摆好体位后，要进行体表定位，先进床，并定位使定位线与听眦线平行，以此为基线。扫描从基线开始，连续由下至上扫描，直至脑实质全部扫描完为止。扫描层厚最好是 5 mm。CT 平扫发现较小病变时，可在病变区域加做薄层扫描或重叠扫描，必要时可行增强扫描。

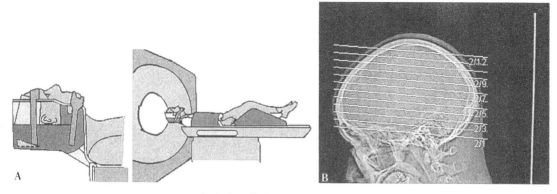

A. 颅脑检查体位；B. 颅脑扫描范围。

图 4-1　颅脑检查体位及扫描范围

行增强扫描时采用高压注射静脉团注对比剂，增强延迟时间动脉期 20～25 s，实质期 60～70 s，必要时根据检查的目的和疾病的种类行延迟扫描。

（五）参考参数

（1）扫描参数。管电压 120 kV，自动曝光剂量。参考值：280～320 mAs，准直 0.625 mm，扫描野为头部。

（2）重建参数。重建层厚度不大于 5 mm，重建间距不大于 5 mm。显示野为 200～300 mm。算法：常规软组织算法，需要观察颅骨时增加骨算法。

（六）对比剂方案

对比剂浓度（以碘计）300～370 mg/mL，对比剂总量 50～70 mL，对比剂流率 2.0～3.5 mL/s。

（七）窗宽和窗位

（1）脑组织窗。用于观察脑组织，窗宽 70～100 HU，窗位 35～50 HU。

（2）骨窗。用于观察颅骨，窗宽 1 500～3 000 HU，窗位 400～600 HU。对于颅脑外伤的患者，在摄片时常规要拍摄骨窗 CT 片，以免遗漏骨折的诊断。

（八）影像质量标准

（1）脑组织窗，能够显示灰白质边界、基底神经节、脑室系统、中脑周围的脑脊液腔隙、静脉注射对比剂后的大血管和脑室脉络丛。

（2）骨窗，能够显示颅骨的内、外板，板障。

（九）照片要求

（1）常规扫描照脑组织窗。

（2）外伤骨折、骨肿瘤或怀疑颅骨转移时加照骨窗。

（3）发现病变时，照片需要标记平扫及增强病灶 CT 值。

（4）根据病变情况加照病变部位相应的冠状面及矢状面。

二、颅脑断面解剖

（1）颅脑扫描所见，根据听眉线扫描的颅脑 CT 横断面和冠状面各层图像如下所述。按照从颅底向上的方向进行扫描，层厚 10 mm，层距 10 mm。

第一层为四脑室下方平面横断面。可见额叶和颞叶下部、小脑、脑桥及脑桥前池，四脑室下部尚未显示。小脑各自枕大池向前至第四脑室后下方。

第二层为鞍上池平面横断面。鞍上池呈五角形或六角形，其内周围为 Willis 血管环，前中部可见视交叉。后方围绕脑干的环行低密度影为环池，中颅窝豆点状低密度影为侧裂，后为颞叶皮质，前面为额叶。

第三层为第三脑室平面。显示侧脑室及第三脑室。前方纵裂将两侧额叶分开，透明隔将两侧脑室前角分开，后方两侧天幕的前外方为枕叶，后内方为小脑。两侧脑室的外方有基底核、内囊、外囊等结构。中颅凹仍可见侧裂。

第四层为松果体平面。三脑室两侧可见丘脑、基底核等，三脑室后方为四叠体池，呈钻石形，内可见松果体。此外，可见侧脑室前角及三角区，其内可见脉络丛，常有对称性钙化。

第五层为侧脑室体部平面。可见侧脑室体部、前角和后角的上部，额叶在额角前方，顶叶在额角后方至侧脑室体部，枕叶在枕角的内侧方。

第六层为侧脑室体的最上部平面。显示侧脑室体最上部，大脑镰将大脑半球分开，并可有钙化。

第七层至第九层为颅顶横断面，显示脑室上方的区域。

（2）颅脑横断面解剖线图和图像分别如图 4-2、图 4-3 所示。

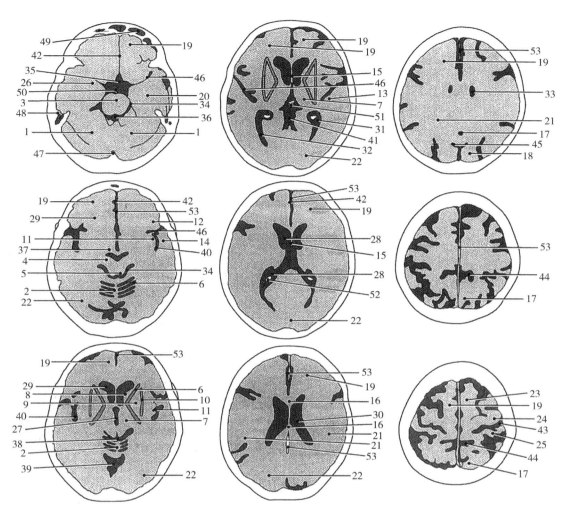

1. 大脑半球；2. 大脑蚓部；3. 脑桥；4. 大脑脚；5. 四叠体；6. 内囊；7. 丘脑；8. 尾状核头部；9. 豆状核；10. 外囊；11. 脑岛；12. 额叶；13. 顶叶；14. 颞叶；15. 透明隔；16. 胼胝体；17. 前叶；18. 楔叶；19. 额叶；20. 颞叶；21. 顶叶；22. 枕叶；23. 前上脑回；24. 前中脑回；25. 后中脑回；26. 海马；27. 第三脑室；28. 侧脑室；29. 前角；30. 侧脑室体部；31. 三角体；32. 枕角；33. 颞角；34. 周围池；35. 基底池；36. 上脑池；37. 脚间池；38. 四叠体池；39. 上小脑蚓部池；40. 岛池；41. 大脑静脉池；42. 大脑半球池；43. 脑沟；44. 扣带沟；45. 顶枕沟；46. 大脑外侧裂；47. 枕内隆凸；48. 颞骨岩部；49. 额窦；50. 基底动脉；51. 松果体；52. 脉络丛；53. 大脑镰。

图 4-2 颅脑横断面扫描线图

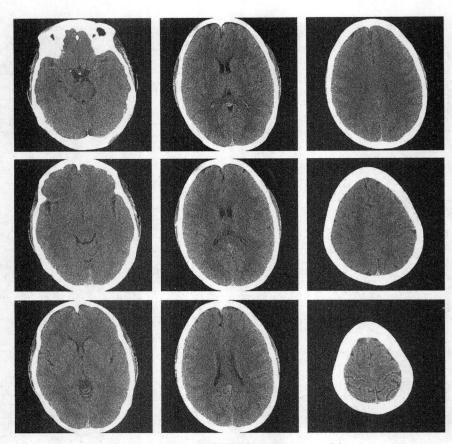

图 4-3　颅脑横断面扫描图像（与图 4-2 对应）

三、常见疾病诊断要点

1. 颅内出血

图 4-4 至图 4-12 为颅内出血病例。

2. 颅脑外伤出血伴骨折

图 4-13 和图 4-14 为颅脑外伤出血伴骨折病例。

3. 脑梗死

图 4-15 至图 4-20 为脑梗死病例。

4. 脑膜瘤

图 4-21 为脑膜瘤病例。

5. 胶质瘤

图 4-22 至图 4-24 为脑胶质瘤病例。

6. 动脉瘤

图 4-25 至图 4-27 为动脉瘤病例。

7. 脑脓肿

图 4-28、图 4-29 为脑脓肿病例。

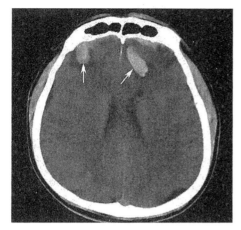

图 4-4 双侧额叶出血

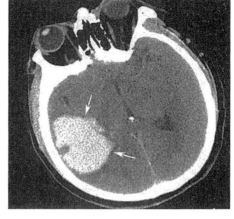

图 4-5 右侧颞叶脑出血

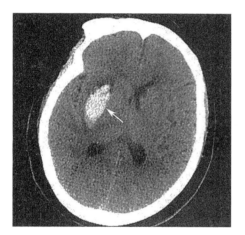

图 4-6 右侧基底节区脑出血

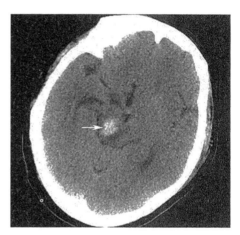

图 4-7 脑干右侧出血

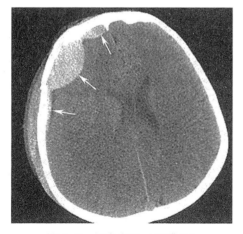

图 4-8 颅内出血（硬膜外）

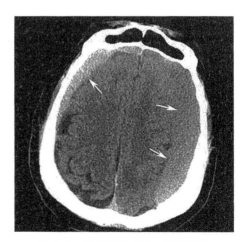

图 4-9 双侧颅内出血（硬膜下）

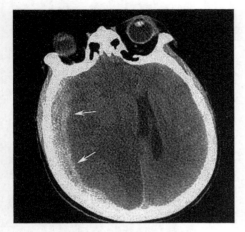

图4-10　右侧颅内出血（硬膜下）

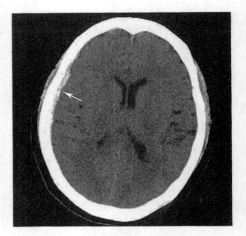

图4-11　右侧颅内出血（硬膜下）

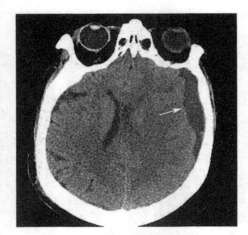

图4-12　右侧慢性硬膜下出血

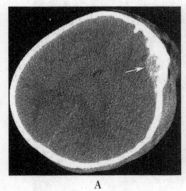

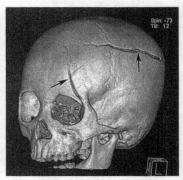

A　　　　　　　　　　B　　　　　　　　　　C

A. 脑组织窗；B. 骨窗；C. VR重建。

图4-13　外伤后颅内出血（箭头示）

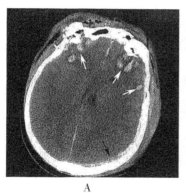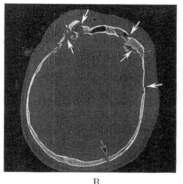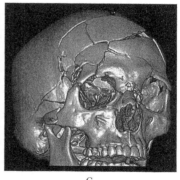

A B C

A. 脑组织窗；B. 骨窗；C. VR 重建。

图 4-14 外伤后颅内出血，颅面骨多发骨折（箭头示）

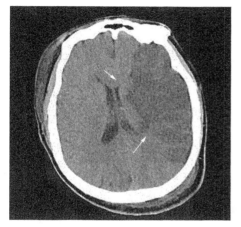

图 4-15 左侧大脑半球大面积脑梗死灶（箭头示）

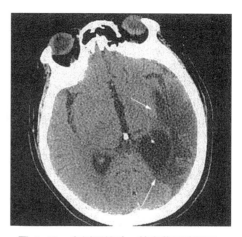

图 4-16 左侧颞枕叶、基底节区脑梗死，左侧侧脑室后角扩张（箭头示）

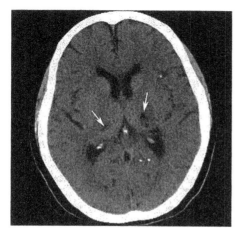

图 4-17 双侧丘脑梗死灶

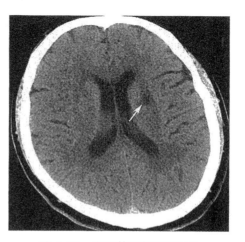

图 4-18 左侧基底节区梗死灶

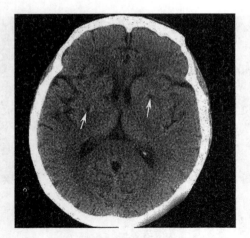

图 4-19 双侧基底节区腔隙性脑梗死灶

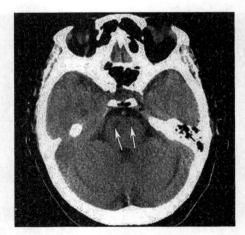

图 4-20 脑干梗死灶

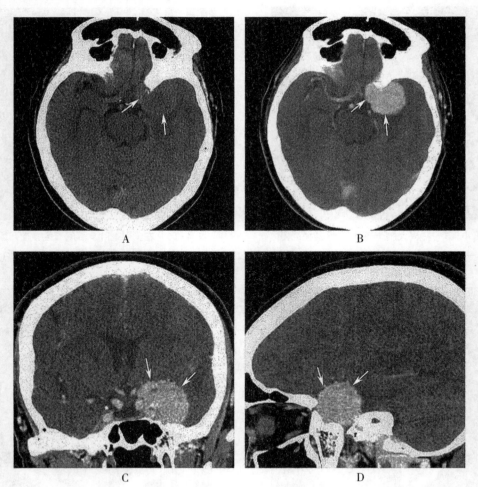

A. 横断位平扫；B. 增强明显均匀强化；C. MPR 重建冠状位；D. 矢状位。

图 4-21 脑膜瘤（箭头示）

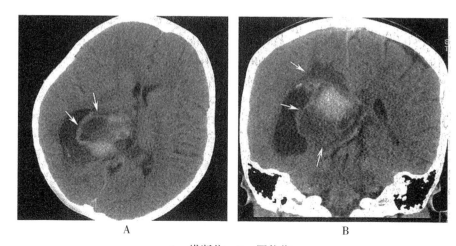

A. 横断位；B. 冠状位。

图 4-22 右侧大脑深部胶质瘤伴出血

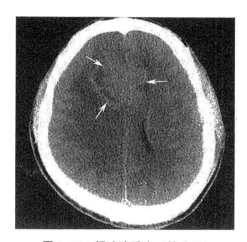

图 4-23 额叶胶质瘤（箭头示）

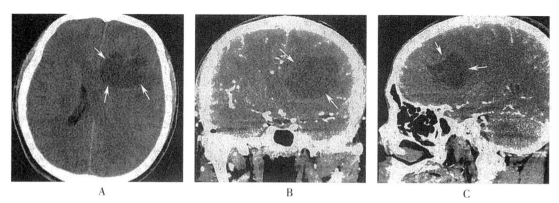

增强呈轻度环形强化。A. 横断位平扫；B. 冠状位；C. 矢状位。

图 4-24 左额叶胶质瘤（箭头示）

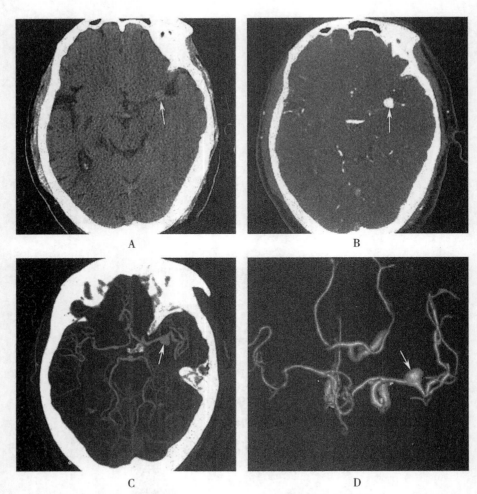

A. 横断位平扫，呈稍高密度结节；B. 增强；C. 最大密度投影；D. VR 重建。

图 4-25　左侧大脑中动脉 M1 段动脉瘤（箭头示）

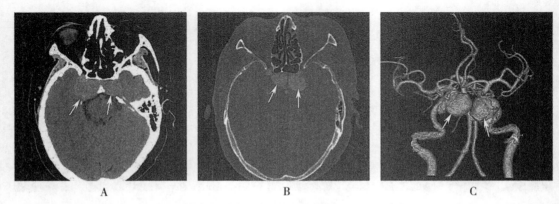

A. 横断位平扫；B. 增强扫描；C. VR 重建。

图 4-26　双侧颈内动脉海绵窦段动脉瘤（箭头示）

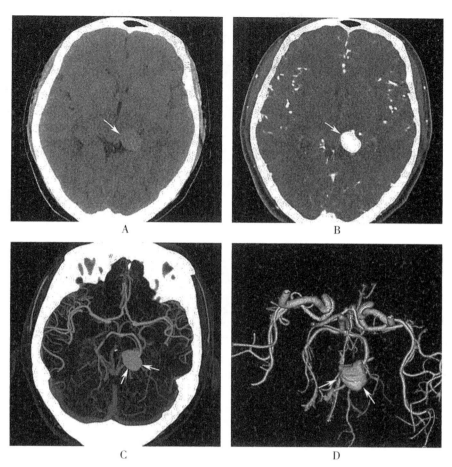

A. 横断位平扫，呈稍高密度结节；B. 增强；C. 最大密度投影；D. VR 重建。

图 4-27 左侧大脑后动脉动脉瘤（箭头示）

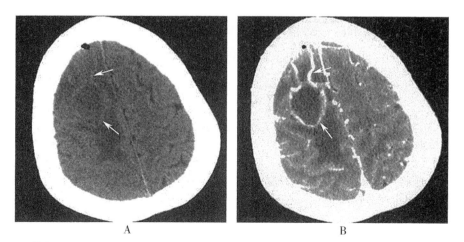

A. 横断面平扫，呈稍低密度阴影；B. 增强扫描，水肿周围呈环形强化（箭头示）。

图 4-28 右侧额顶叶脑脓肿并周围脑组织水肿

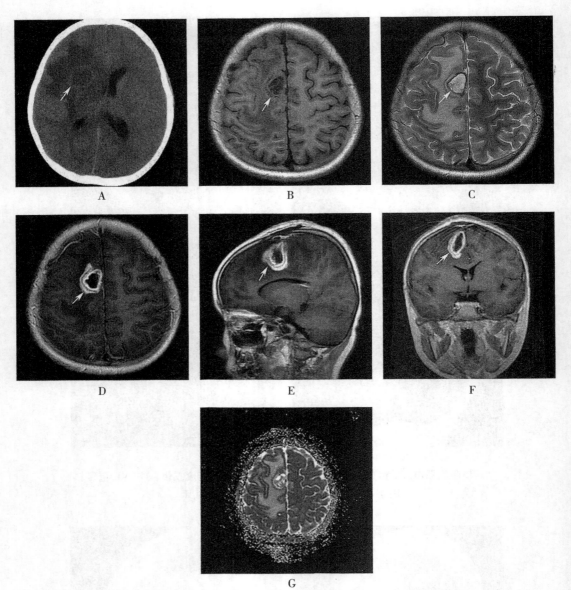

A. CT 平扫；B. T$_1$WI 低信号；C. T$_2$WI 高信号；D. 增强环形强化；

E. 矢状位；F. 冠状位；G. DWI 显示弥散受限。

图 4-29　右侧额顶叶脑脓肿并周围脑组织水肿（箭头示）

第三节　垂体

一、垂体平扫和增强

（一）适应证

垂体平扫和增强的适应证包括鞍区肿瘤、颅脑外伤累及鞍区、鞍区肿瘤侵犯周围结构情况、鞍区肿瘤术后复查等。

（二）患者准备

去除头上发夹等金属物品；行增强扫描前，请患者或家属在 CT 增强检查说明书上签字；常规采用非离子型对比剂，使用离子型对比剂前须做碘过敏实验，阴性者方可检查；建立好静脉通道。

（三）检查体位

（1）仰卧位。取颌项位，头部放置于头架上。头尽量后仰，两外耳孔与台面等距。头颅和身体正中矢状面与台面中线重合。

（2）俯卧位取顶颌位。患者俯卧于检查台上，头部正中面对准并垂直台面中线，下颌尽量前伸，头部尽量后仰，两侧外耳孔与台面等高（图 4-30）。垂体冠状面扫描范围为前床突至后床突（图 4-31），通常顶颌位患者比较容易配合。

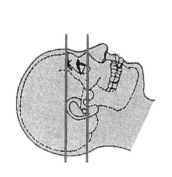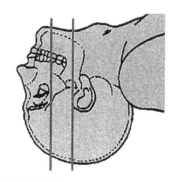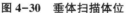

图 4-30　垂体扫描体位

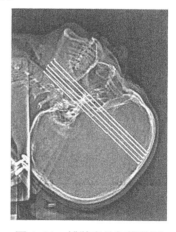

图 4-31　蝶鞍定位扫描范围

（四）扫描方法

采用非螺旋横断扫描，扫描角度与听眦上线平行，扫描范围从枕骨大孔至颅顶。鞍区扫描范围应视蝶鞍大小而定，原则上包括蝶鞍前床突和后床突，较大的占位病变应较好地显示病变的全貌及特征。扫描层面尽可能与蝶鞍平行或与鞍底垂直。现今多采用颅脑螺旋方式扫描，进行冠状面与矢状面重建。增强扫描时采用高压注射静脉团注；增强延迟时间动脉期为 20～25 s，实质期为 60～70 s，必要时根据病变特点行延迟扫描。

（五）参考参数

（1）扫描参数。管电压 120 kV，自动 mAs。参考值：280～320 mAs，准直 0.625 mm，sFOV 头部。

（2）重建参数。重建层厚 1～3 mm，重建间距 1～3 mm。dFOV 200～300 mm。算法：常规软组织算法，需要观察颅骨时增加骨算法。

（六）对比剂方案

对比剂浓度（以碘计）300～370 mg/mL，对比剂总量 50～70 mL，对比剂流率 2.0～3.5 mL/s。

（七）窗宽和窗位

（1）脑组织窗，用于观察脑组织，窗宽 70～100 HU，窗位 30～40 HU。

（2）骨窗，用于观察颅骨，窗宽 1 500～3 000 HU，窗位 300～600 HU。

（八）照片要求

从前床突根部至鞍背，冠状面软组织窗，层厚 1～3 mm、层距 1～3 mm 摄片。如冠状面病变显示不佳，重建矢状面图像。容积再现技术或表面遮盖成像技术有助于显示鞍区的骨性三维结构。

（九）注意事项

增强扫描后留观 15～30 min，以防止对比剂过敏反应发生。

二、颅脑冠状面解剖

颅脑冠状面解剖线图如图 4-32 所示，扫描图像如图 4-33 所示。

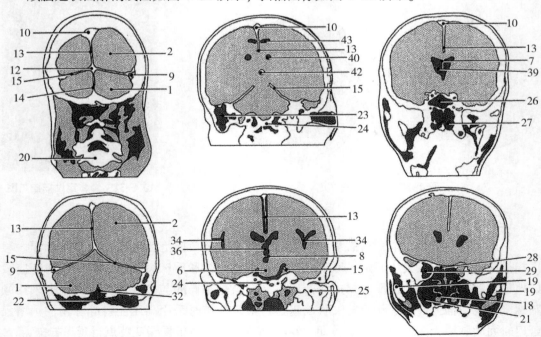

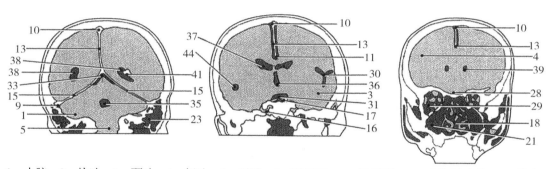

1. 小脑；2. 枕叶；3. 颞叶；4. 额叶；5. 延髓；6. 下丘脑；7. 透明隔；8. 丘脑间连接；9. 横窦；10. 上矢状窦；11. 下矢状窦；12. 汇合窦；13. 大脑镰；14. 小脑镰；15. 脑幕；16. 颈动脉管；17. 蝶鞍；18. 下鼻甲；19. 下颌骨；20. 第 2 颈椎；21. 上颌窦；22. 枕骨大孔；23. 乳突；24. 斜坡；25. 颞颌关节；26. 蝶窦；27. 鼻漏斗；28. 蝶骨面；29. 眼眶；30. 脑沟；31. 基底池；32. 小脑延髓池；33. 上脑池；34. 脑岛池；35. 第四脑室；36. 第三脑室；37. 侧脑；38. 枕角；39. 前角；40. 侧脑室体；41. 脉络丛；42. 松果体；43. 脑沟褶皱；44. 颞角。

图 4-32 颅脑冠状面扫描线图

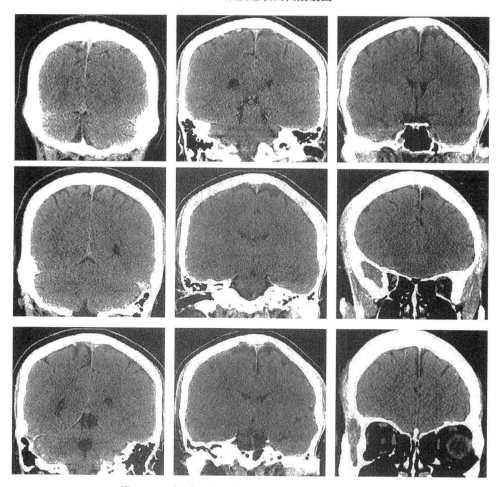

图 4-33 颅脑冠状面扫描图像（与图 4-32 对应）

三、常见疾病诊断要点

图 4-34 和图 4-35 为垂体瘤病例。

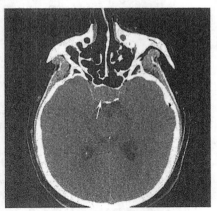

图 4-34　垂体瘤，平扫

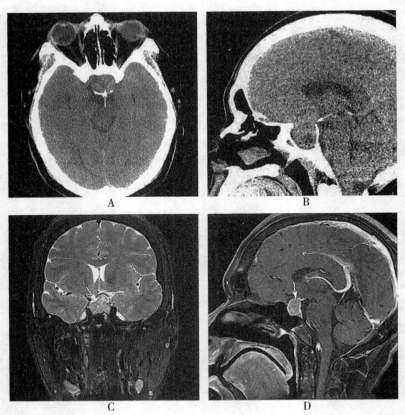

A. 横断位平扫；B. 矢状位平扫；C. T₂WI 冠状位；D. T₁WI 增强矢状位。

图 4-35　垂体瘤（箭头示）

第四节　眼及眼眶

一、眼及眼眶平扫和增强

（一）适应证

眼及眼眶平扫和增强主要用于眼眶外伤、面颅部肿瘤侵犯周围的情况、眼内异物定位、眼肌肥大等，如眼内、眼眶及泪腺、眶内其他组织来源的肿瘤，转移性肿瘤和面颅部肿瘤侵犯周围组织的情况，血管性疾病血管瘤，颈内动脉海绵窦瘤，眼静脉曲张，等等。

（二）患者准备

去除头上发夹及义齿等金属物品，嘱咐患者检查时保持眼球固定不动。增强扫描前，请患者或家属在 CT 增强检查说明书上签字。常规采用非离子型对比剂，使用离子型对比剂时需做碘过敏实验，阴性者方可检查。建立好静脉通道。

（三）检查体位

仰卧，头先进，头部放置于头架上。下颌稍抬起，两外耳孔与台面等距，听眶线与床面垂直。头颅和身体正中矢状面与台面中线重合（图 4-36）鼻骨扫描范围从鼻根部至鼻尖（图 4-37）。

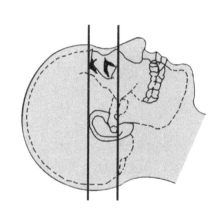

图 4-36　检查体位

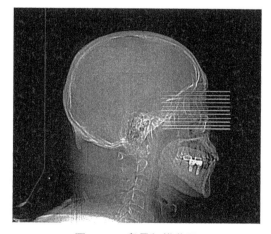

图 4-37　鼻骨扫描范围

（四）扫描方法

常规采用螺旋横断位扫描，扫描角度与听眦线平行，扫描范围从眶上缘至眶下缘。当病灶位于眶上、下壁时，为更好地显示眶壁骨质破坏的情况，可加做冠状面 CT 平扫，患者采用仰卧，头后仰，使听眶线与床面平行，正中矢状面与床面中线重合。范围从眶尖或中颅窝扫描至眼睑。占位病变或者疑及血管性病变时需做增强扫描；增强延迟时间动脉期为 20～25 s，实质期为 60～70 s，必要时行延迟扫描。

（五）参考参数

（1）扫描参数。管电压 120 kV，自动 mAs。参考值 250～300 mAs，准直 0.625 mm，sFOV 头部，螺距 0.5～1.0。

（2）重建参数。重建层厚度不大于 2.5 mm，重建间距不大于 2.5 mm，dFOV 150～250 mm。算法：常规软组织算法，需要观察眶骨时增加骨算法。

（六）对比剂方案

对比剂浓度（以碘计）300～370 mg/mL，对比剂总量 50～70 mL，对比剂流率 2.0～3.5 mL/s。

（七）窗宽和窗位

（1）软组织窗，用于观察眶内软组织，窗宽 300～400 HU，窗位 30～40 HU。

（2）骨窗，用于观察眶骨，窗宽 2 000～3 000 HU，窗位 200～400 HU。

也可采用局部放大或重建放大技术观察眼眶细节并测量 CT 值。

（八）影像质量标准

（1）软组织窗，能够显示眼球结构（晶状体、眼环等）、眼肌、视神经。

（2）骨窗，能够显示眶骨的内部结构。

（九）照片要求

（1）常规照软组织窗。

（2）外伤及其他需要观察骨结构的受检者加照骨窗。

（3）发现病变时，照片需要标记平扫及增强病灶 CT 值。

（4）根据病变情况加照病变部位相应的冠状面及矢状面图像。

（十）注意事项

增强扫描后留观 15～30 min，以防止对比剂过敏反应发生。

二、眼及眼眶断面解剖

1. 眼及眼眶断面 CT 表现

（1）眶顶下层面。前面可见上眼睑，皮下脂肪层呈低密度区，中央有一前后向软组织带，即为上睑提肌与上直肌。内侧有时可见眼动脉分支显影，外侧可见扁块状的泪腺。

（2）眼球上层面。可见细条状的上斜肌沿眶内壁行。当眶内壁发生病变如骨膜下血肿等，这一段斜肌可外移，显示更清楚。这一层面还可见眼静脉在眼球后呈向外拱的弯曲线状，泪腺在眼球前外方也较清楚。眼球中央两个层面，可显示眼球最大径面，视神经和内、外直肌的显示也最为清楚。眼球位于眶前部，正常时两侧对称，眼环呈高密度，其内可见橄榄形的晶状体，前方为前房，后方为玻璃体。视神经从眼球后极至眶尖，位于内、外直肌间。

（3）眼球下部层面。可见下直肌，下斜肌常较难分清。眶底后内部分常见上颌窦顶部腔影，在上颌窦顶后方与眶外侧壁后段间为眶下裂。

2. 冠状面 CT 表现

（1）眶前缘层面。一般可显示上、下眼睑和眼球前段。在眼眶内下方可见泪囊窝下通连鼻泪管，后者下行于鼻腔侧壁与上颌窦内壁之间。

（2）眼球赤道附近层面。显示眼球径面最大，其外表四极可见眼外肌附着，呈扁片状断面。眼球下方可见薄条状下斜肌。此外，眼眶外上方还可见扁块状泪腺，其介于眼球与眶壁之间。

（3）眼球后层面。除下斜肌不可见外，其余眼外肌断面均较清楚。在肌锥中央可见直径约 5 mm 的视神经断面，在视神经上方与上直肌下内方还可见等密度的上眼静脉断面小圆点。

（4）眶尖部层面。常可见肌环贴着眶上裂，视神经偏于肌环内上区。增强扫描时，在眶上裂内可见上眼静脉后端。

（5）眶后层面。可显示蝶鞍区。在增强扫描时，该层面可显示垂体、海绵窦和颈内动脉等结构。

3. 眼及眼眶断面解剖线图和图像

眼及眼眶断面解剖线图和图像位线图如图 4-38 所示，扫描图像如图 4-39 所示。

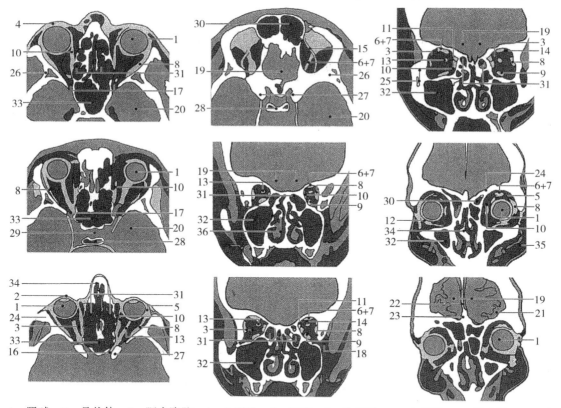

1. 眼球；2. 晶状体；3. 眶内脂肪；4. 上眼睑；5. 泪腺；6. 睑提肌；7. 上直肌；8. 侧直肌；9. 下直肌；10. 中直肌；11. 上斜肌；12. 下斜肌；13. 视神经；14. 眼动脉；15. 上眼静脉；16. 泪道；17. 眶上裂；18. 腭窝；19. 额叶；20. 颞叶；21. 蛛网膜下腔；22. 大脑镰；23. 鸡冠；24. 额骨；25. 颧骨；26. 蝶骨；27. 前床突；28. 鞍背；29. 垂体；30. 额窦；31. 筛骨气室；32. 上颌窦；33. 蝶窦；34. 鼻中隔；35. 鼻腔；36. 中鼻甲。

图 4-38 眼眶扫描横断位、冠状位线图

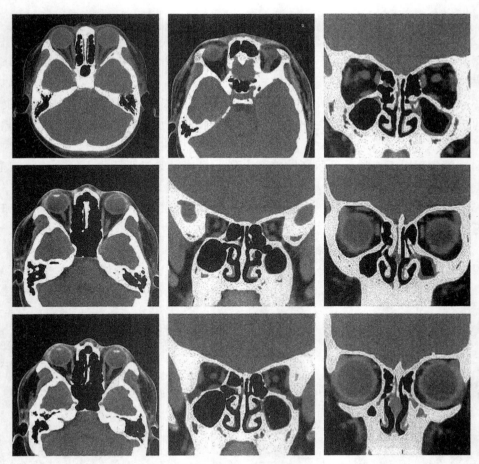

图 4-39　眼眶扫描横断位、冠状位图像（与图 4-38 对应）

三、常见疾病诊断要点

1. 鼻骨骨折

图 4-40 和图 4-41 为鼻骨骨折病例。

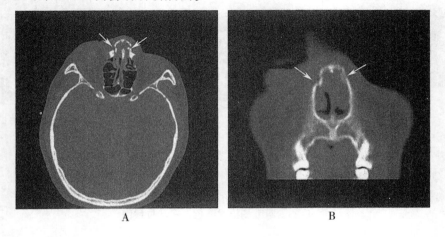

A　　　　　　　　　　　　　　　　　B

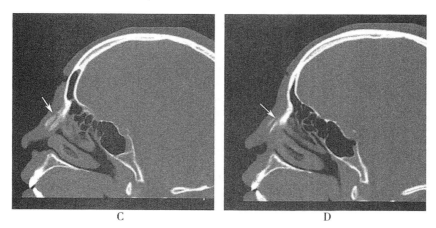

A. 横断位骨窗；B. 冠状位；C、D. 矢状位。

图 4-40　双侧鼻骨骨折（箭头示）

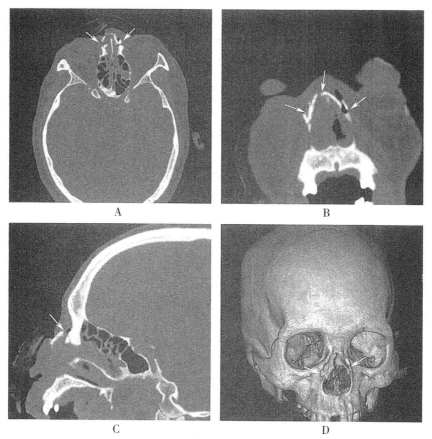

A. 横断位骨窗；B. 冠状位；C. 矢状位；D. VR 重建。

图 4-41　双侧鼻骨粉碎性骨折（箭头示）

2. 颧骨骨折

图 4-42 和图 4-43 为颧骨骨折病例。

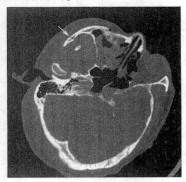

横断位骨窗。

图 4-42　右侧颧骨骨折（箭头示）

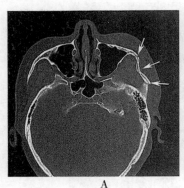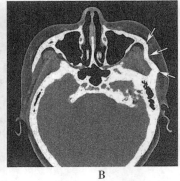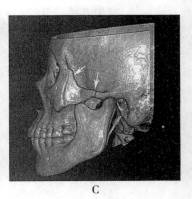

A　　　　　　　　　　B　　　　　　　　　　C

A. 横断位骨窗；B. 软组织窗；C. VR 重建。

图 4-43　左侧颧骨骨折（箭头示）

3. 上颌骨骨折

图 4-44 和图 4-45 为上颌骨骨折病例。

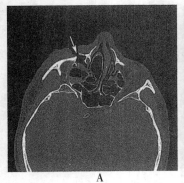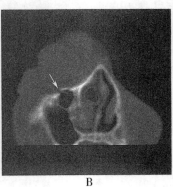

A　　　　　　　　　　　　　　B

A. 横断位骨窗；B. 冠状位。

图 4-44　右侧上颌骨骨折（箭头示）

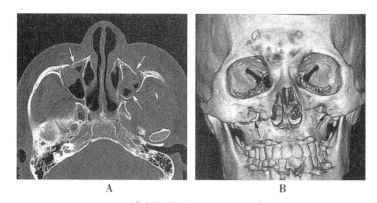

A. 横断位骨窗；B. VR 重建。

图 4-45　双侧上颌骨骨折（箭头示）

4. 眼眶骨折

图 4-46 为眼眶骨折病例。

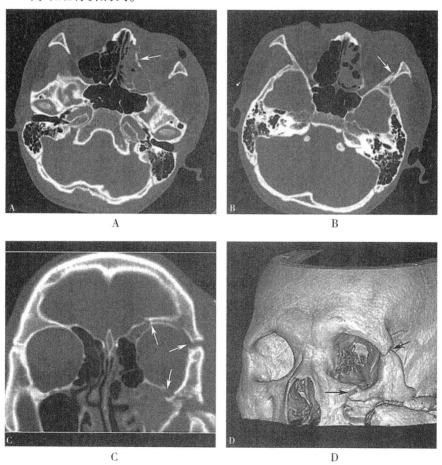

A、B. 横断位骨窗；C. 冠状位骨窗；D. VR 重建。

图 4-46　左侧眼眶壁多发骨折（箭头示）

5. 眼眶蜂窝织炎

图 4-47 为眼眶蜂窝织炎病例。

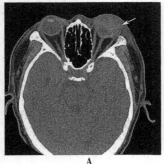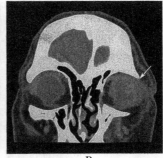

A. 横断位；B. 冠状位。

图 4-47　左侧眼眶蜂窝织炎（箭头示）

6. 炎性假瘤

图 4-48 为炎性假瘤病例。

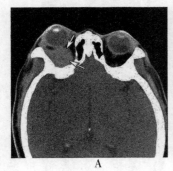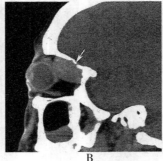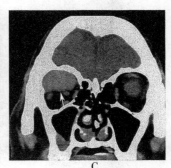

A. 横断位；B. 矢状位；C. 冠状位。

图 4-48　右侧眼眶炎性假瘤（箭头示）

7. 多形性腺瘤

图 4-49 和图 4-50 为多形性腺瘤病例。

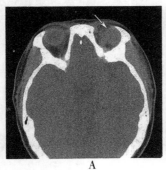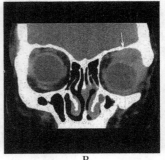

A. 横断位；B. 冠状位。

图 4-49　左侧眼眶多形性腺瘤（箭头示）

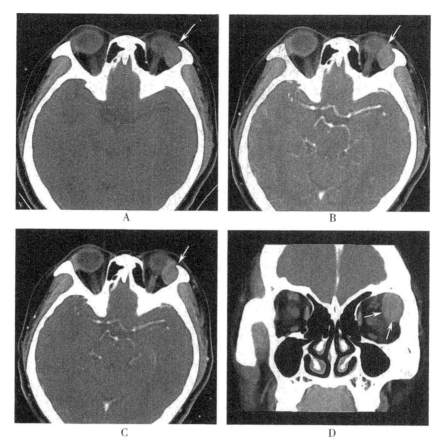

A. 横断位平扫；B. 增强动脉期；C. 增强静脉期；D. 冠状位。

图 4-50 左侧眼眶多形性腺瘤（箭头示）

8. 神经鞘瘤

神经鞘瘤如图 4-51 所示。

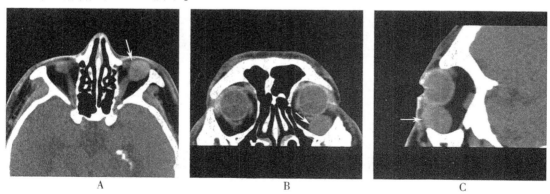

A. 横断位平扫；B. 冠状位；C. 矢状位。

图 4-51 左侧眼眶神经鞘瘤（箭头示）

9. 海绵状血管瘤

图 4-52 和图 4-53 为海绵状血管瘤病例。

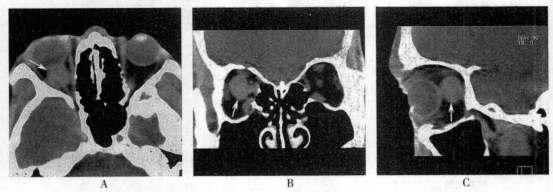

A. 横断位平扫；B. 冠状位；C. 矢状位。

图 4-52　右侧眼眶海绵状血管瘤（箭头示）

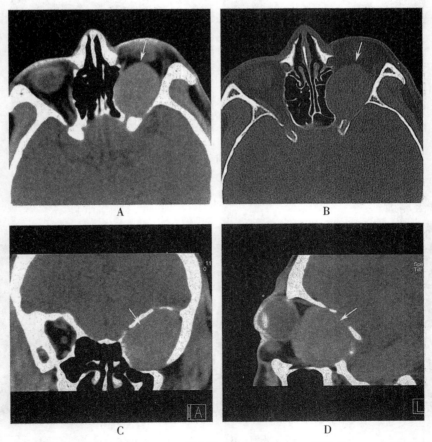

A. 横断位平扫，软组织窗；B. 横断位平扫，骨窗；C. 冠状位；D. 矢状位。

图 4-53　左侧眼眶海绵状血管瘤（箭头示）

10. 脑膜瘤

图 4-54 为脑膜瘤病例。

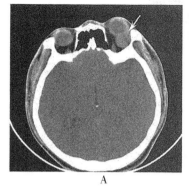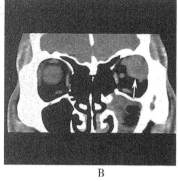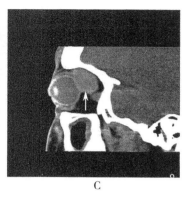

A. 横断位平扫；B. 冠状位；C. 矢状位。

图 4-54 左侧眼眶脑膜瘤（箭头示）

11. 横纹肌肉瘤

横纹肌肉瘤如图 4-55 所示。

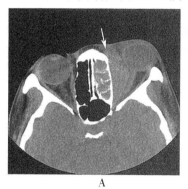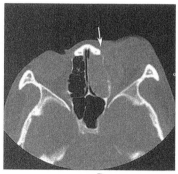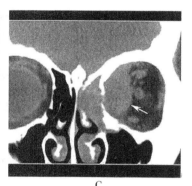

A. 横断位平扫，软组织窗；B. 横断位平扫，软骨窗；C. 冠状位。

图 4-55 左侧眼眶及筛窦横纹肌肉瘤（箭头示）

12. 畸胎瘤

图 4-56 为畸胎瘤病例。

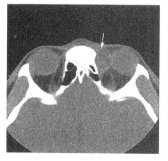

图 4-56 左侧眼眶畸胎瘤

第五章

神经系统疾病 MRI 诊断

第一节 脑梗死

一、概述

脑梗死是指脑血管狭窄闭塞后引起的一系列脑血供障碍性疾病。动脉性梗死分为缺血性脑梗死、出血性脑梗死、分水岭脑梗死和腔隙性脑梗死。其发病原因有高血压动脉粥样硬化、栓子（如细菌性心内膜炎炎性栓子、风湿性心脏病瓣膜赘生物和肿瘤瘤栓等）脱落栓塞、血液病和血管炎，以及糖尿病等。

多数患者有高血压病史或糖尿病多年，起病急，病程短，其首发症状多有"三偏"体征，即偏瘫、偏盲和偏身感觉障碍。个别者因发病部位不同而有不同的临床症状和体征，如病变发生在枕叶者可有视觉障碍，病变发生在额叶者可有精神症状，病变发生在脑干者可有流口水、呛咳等表现，一些患者可有失语和口角歪斜。

二、CT 和 MRI 表现

（一）CT 表现

急性期发病 6 h 内者，CT 上常无明显阳性征象；超过 24 h 者，在病变区可见灰白质界线模糊、肿胀，病变局部密度减低，有轻微占位效应；若梗死发生在一侧大脑中动脉，可见患侧大脑中动脉走行区的动脉高密度征象；CT 增强扫描病变区可见脑回样或线条状强化。

（二）MRI 表现

根据发病时间不同，临床上大致分为 4 期，即超急性期、急性期、亚急性期和慢性期。各期 MRI 表现有别，分述如下。

1. 超急性期（发病 6 h 以内者）

T_1WI、T_2WI 和 FLAIR 像上未见明显阳性所见，仅在 DWI 上表现为高信号，PWI 上呈低灌注状态。

2. 急性期（发病 6 h 至 3 天）

T_1WI 呈低信号，T_2WI 和 FLAIR 呈高信号，DWI 呈明显高信号，PWI 仍呈低灌注状态（图 5-1 至图 5-4）。

3. 亚急性期（发病 3～10 天）

此期 T_1WI 仍为低信号，T_2WI 和 FLAIR 亦为高信号，而 DWI 上表现为高信号强度减低或变为正常信号（即所谓的假性正常化），PWI 上由于其周侧支循环形成，病变局部灌注有所改善。

4. 慢性期（发病大于 11 天）

T_1WI 呈低信号，T_2WI 呈高信号，FLAIR 和 DWI 呈低信号（图 5-1A 标识为脑软化区）。

无论病变处于哪一期，其 MRI 增强扫描同 CT 表现相同，即病变区可见脑回样或线条状强化（图 5-2-5C）。此外，大面积脑梗死者，其 MRA 常表现为患侧动脉血管狭窄、闭塞（图 5-1F）。

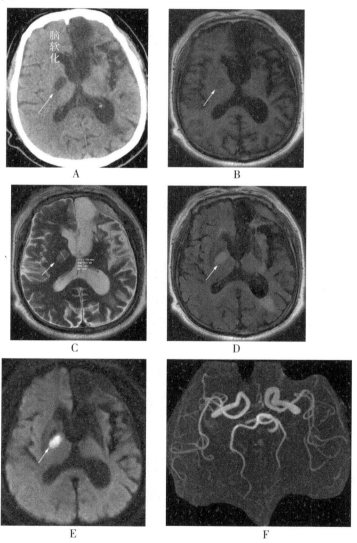

A—F. 右基底节区急性缺血性脑梗死。A. 基底节层面 CT 平扫；B. T_1WI；C. T_2WI；D. FLAIR；E. DWI 横轴位；F. 3D TOF 法 MRA 横轴位像。CT 示右侧基底节区片状低密度梗死灶，左侧额叶软化和硬膜外血肿；MRI 示右侧基底节区斑片状长 T_1WI、长 T_2WI 异常信号，DWI 呈明显高信号；MRA 示右侧大脑中动脉分支血管减少。

图 5-1 脑梗死-1

— 103 —

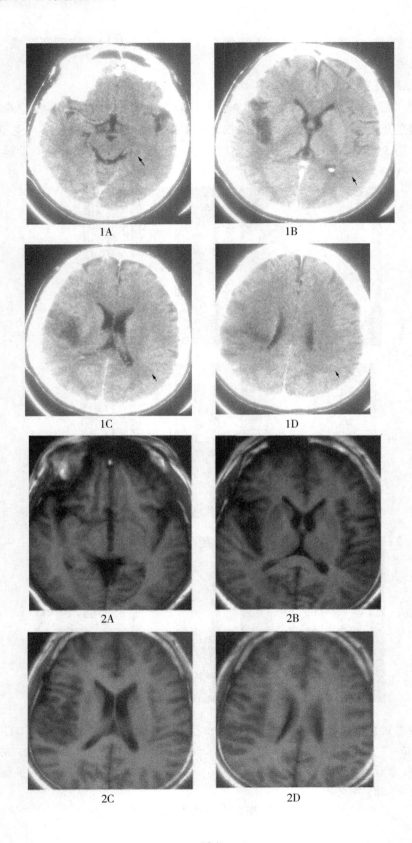

1A

1B

1C

1D

2A

2B

2C

2D

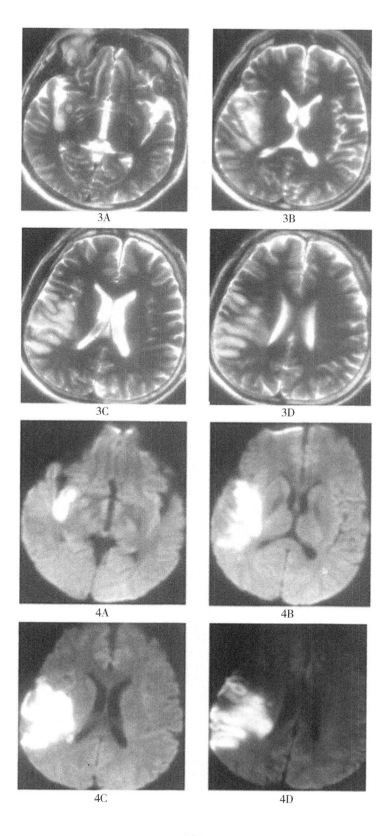

3A

3B

3C

3D

4A

4B

4C

4D

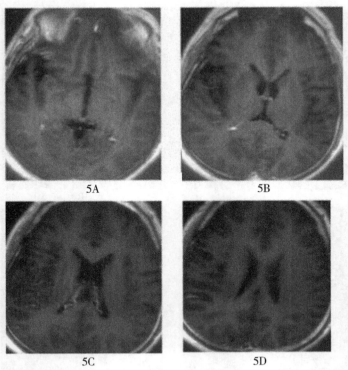

5A   5B

5C   5D

1A—5D. 右侧外囊和颞顶叶急性缺血性脑梗死。1A—1D. 分别为 CT 平扫鞍上池、基底节区、侧脑室、胼胝体层面，箭头示右侧大脑中动脉高密度征，右侧外囊区和侧脑室旁大片状低密度影为右侧大脑中动脉供血区之缺血梗死；2A—2D. T_1WI；3A—3D. T_2WI；4A—4D. DWI；5A—5D. MRI 增强 T_1WI，示右侧大脑中动脉供血区楔形长 T_1WI 长 T_2WI 异常信号，DWI 呈明显高信号；增强扫描病变区内见多条线条状强化侧支血管影。

图 5-2   脑梗死-2

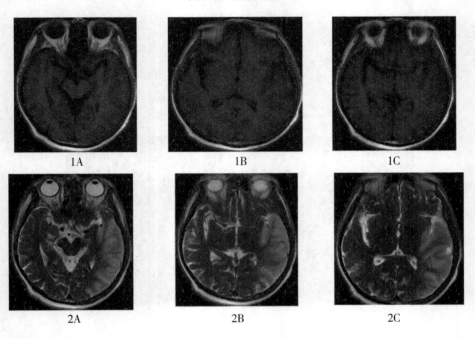

1A   1B   1C

2A   2B   2C

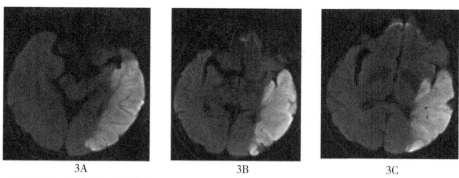

1A—3C. 左侧颞枕叶急性缺血性脑梗死。1A—1C. T_1WI 横轴位；2A—2C. 为 T_2WI 横轴位；3A—3C. DWI 横轴位，示左侧大脑中动脉供血区病变形态呈楔形，病变区信号 T_1WI 呈稍低信号，T_2WI 呈高信号，DWI 呈明显高信号，病变局部脑回肿胀，患侧大脑中动脉远端血管流空信号消失和侧裂池变窄。

图 5-3 脑梗死-3

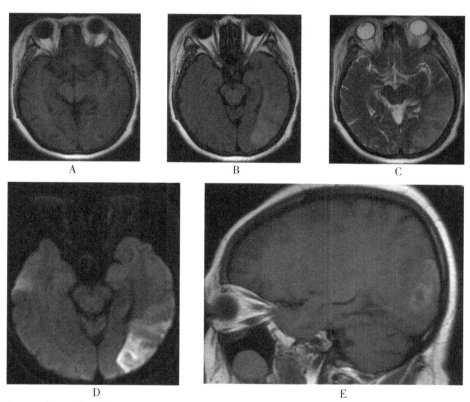

A—E. 女，52 岁，左侧颞枕叶急性出血性脑梗死。A. T_1WI；B. T_2WI；C. FLAIE；D. DWI 横轴位，示左侧颞枕叶楔形混杂信号，DWI 呈不均匀高信号；E. T_1WI 矢状位，示左侧枕叶混杂信号，其中的高信号为出血灶。

图 5-4 脑梗死-4

第二节　脑出血

一、概述

脑出血最常见的原因为高血压脑出血，多发生在内囊基底节区，其破裂的血管为源自大脑中动脉的豆纹动脉，后者与主干血管以直角的形式相连，局部血管受血流冲刷力较大，管壁薄弱易于破裂致出血。动脉瘤和动静脉畸形破裂出血多引起自发性蛛网膜下隙出血，引起脑内出血者相对少见。也有发生在小脑半球者。脑出血发病急，症状重，病情凶险，临床上多以突发一侧肢体无力或偏瘫、言语含糊或失语就诊，恶心呕吐多见，严重者出现意识障碍甚至昏迷。

二、CT 和 MRI 表现

脑出血的 CT 和 MRI 表现如图 5-5 至图 5-10 所示。

（一）CT 表现

CT 平扫急性期脑出血多为均匀高密度影（图 5-5A、图 5-8A、图 5-10A），周围水肿和占位效应轻微，若血肿破入脑室，则可形成不同程度的脑室内铸型填充。高血压性脑出血多位居内囊和/或基底节区，病灶外观多呈肾形或椭圆形（图 5-8A）；脑动脉瘤破裂出血者多表现为蛛网膜下隙出血，引起出血的原因尚有动静脉畸形、烟雾病异常血管破裂和外伤等。

（二）MRI 表现

在 MRI 上血肿期龄不同，各序列信号表现各异，各期具体表现见表 5-1 及图 5-5 至图 5-10。

表 5-1　各血肿期、期龄及 MRI 表现

血肿期及期龄	T_1WI	T_2WI	DWI
超急性期（小于 24 h）	等或略低	高	高低混杂
急性期（25 h 至 3 天）	等或低	等或低	中央低，外周高
亚急性早期（第 4—第 7 天）	周边高、中心低	低	中央低，外周高
亚急性晚期（第 8—第 14 天）	高	高	信号多样
慢性早期（第 15 天至 1 个月）	高	高，外周见低信号铁环	信号多样
慢性晚期（超过 1 个月）	由中央信号逐渐减低，直至完全低信号（囊变软化）	高	以低信号为主

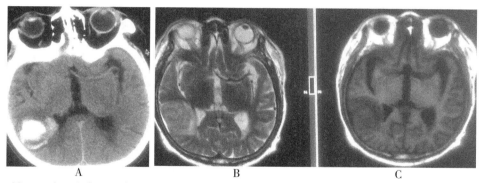

A—C. 男，72 岁，患高血压病多年，右侧颞叶皮层急性期脑出血。A. CT 平扫；B. T_2WI 横轴位像；C. T_1WI 横轴位像。A. 右侧颞叶皮层区急性期脑出血；B. 指左侧大脑中动脉血管流空信号存在，而右侧大脑中动脉流空信号消失，提示患侧大脑中动脉破裂后血管处于痉挛状态；A、B. 出血区呈等信号，周围水肿呈长 T_1WI、长 T_2WI 信号，水肿带大致呈环形，边界光滑规则，与肿瘤性出血周围指套样水肿明显不同。

图 5-5 脑出血-1

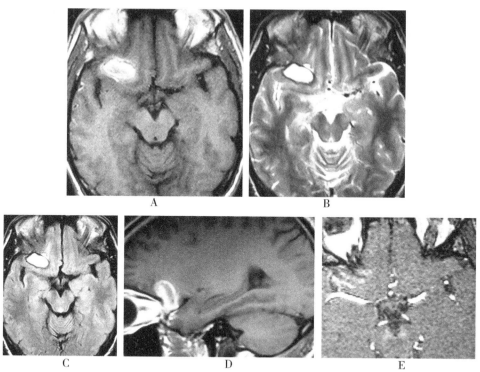

A—E. 男，42 岁，突发头痛，右颞侧偏盲，无头部外伤史，否认高血压病史。诊断：右侧颞叶慢性早期脑出血。A. T_1WI 横轴位；B. T_2WI 横轴位；C. FLAIR 横轴位；D. T_1WI 矢状位像；E. 脑动脉 MRA 原始图像，示右侧颞叶椭圆形主病灶各序列均为高信号，病灶周边可见含铁血黄素沉积形成的黑色铁环；E. 右侧颞叶出血病灶区见畸形血管，呈树枝状，未见脑动静脉畸形征象。其出血原因为畸形的树枝状血管破裂。

图 5-6 脑出血-2

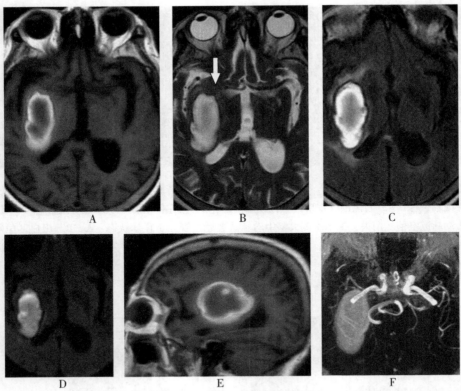

A—F. 女，80岁，高血压脑出血（亚急性早期）。A. T₁WI 横轴位像；B. T₂WI 横轴位像；C. FLAIR
横轴位像；D. DWI 横轴位像；E. T₁WI 矢状位像；F. MRA 血管原始横轴位图像，示右侧外囊病灶
T₁WI、T₂WI 和 FLAIR 均为周边高信号，中心低信号，DWI 为不均匀高信号，周边额侧信号更高，T₂WI
和 FLAIR 示病灶周边低信号铁环和最外侧环状高信号水肿带清晰显示。B. 箭头示患侧大脑中动脉血管
流空信号消失，提示病变侧血管处于痉挛状态；F. 病灶呈高信号。

图 5-7　脑出血-3

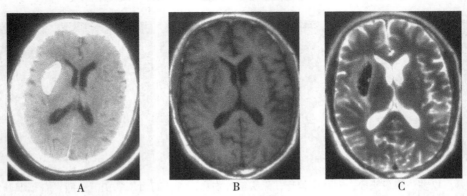

A—C. 高血压脑出血（急性期）。A. CT脑窗；B. T₁WI；C. T₂WI 横轴位，示右侧基底节区急性期脑
出血，CT 表现为右侧基底节区肾形高密度影，CT 值约 78.6 HU；T₁WI 示出血中央呈等信号，周边为环
形低信号，最外层为稍低水肿信号；T₂WI 示整个出血区为低信号，周边稍高信号为水肿区，局部占位效
应致右侧脑室受压变窄。

图 5-8　脑出血-4

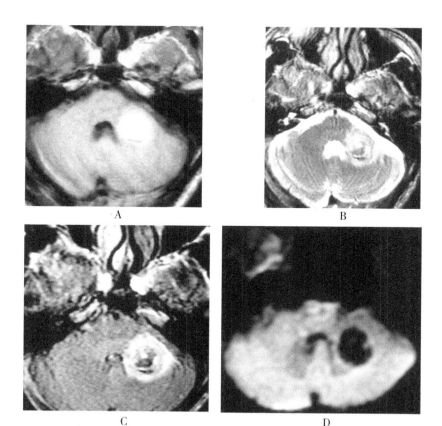

A—D. 男，56 岁，突发视物模糊、复视伴走路不稳 1 周，否认高血压和头部外伤史，MRI 诊断：左侧小脑半球亚急性早期脑出血。A. T₁WI；B. T₂WI；C. FLAIR；D. DWI 横轴位像，示左侧小脑半球 T₁WI 呈高信号，T₂WI 和 FLAIR 呈混杂信号，DWI 呈低信号，灶周水肿轻微，四脑室稍受压。

图 5-9　脑出血-5

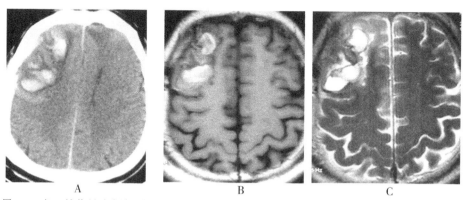

A—C. 男，30 岁，外伤性右侧额叶亚急性早期脑内血肿。A. CT 横断位，高密度区为出血，其周边低密度区为水肿带；B. T₁WI 横轴位；C. T₂WI 横轴位，高信号区为出血，周边长 T₁WI、长 T₂WI 异常信号为水肿带，中央均为高信号，符合亚急性期脑内血肿。

图 5-10　脑出血-6

第三节 颅内动脉瘤

一、概述

　　颅内动脉瘤是指颅内动脉的局限性异常扩张，好发于脑底动脉环（Willis 环）上，也可发生在动脉分叉和顶端。单发多见，多发少见，当多发瘤体对称发生时，形成所谓的"镜样动脉瘤"（图 5-16）。本病可发生于任何年龄，更多见于 40～60 岁者。依据其形态分为粟粒状、囊状、梭形、夹层和假性动脉瘤，其中囊状动脉瘤大约占 90%。此外，病因不同还可分为先天性、感染性、外伤性和动脉粥样硬化性等，以动脉硬化性者居多。

　　未破裂的动脉瘤平时可无任何症状，然而一旦破裂出血，可致蛛网膜下隙出血、脑室出血（图 5-11）或脑内血肿，它是自发性蛛网膜下隙出血最常见的病因。该病发病急，患者多以剧烈头痛、恶心呕吐就诊，严重者可出现意识障碍甚至昏迷。

二、CT 和 MRI 表现

（一）CT 表现

1. CT 平扫

　　动脉瘤本身呈稍高密度，密度均匀，边界清楚锐利，有时瘤壁可见弧线或壳状钙化；当瘤腔内并发血栓形成时，瘤体密度增高且不均匀；瘤体破裂后多数引起蛛网膜下隙出血、脑室出血（图 5-11）或脑实质出血，在近瘤体附近积血量较多，由此大致可推断出瘤体所在的部位（图 5-11A）。

2. CT 增强扫描

　　瘤体呈明显强化，腔内血栓不强化；CTA 可清晰显示瘤体全貌（图 5-11F）。

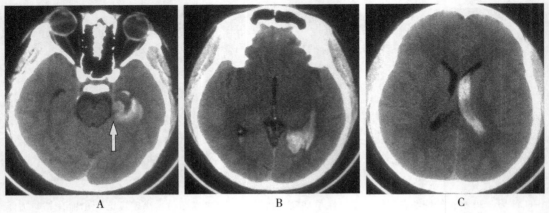

A　　　　　　　　B　　　　　　　　C

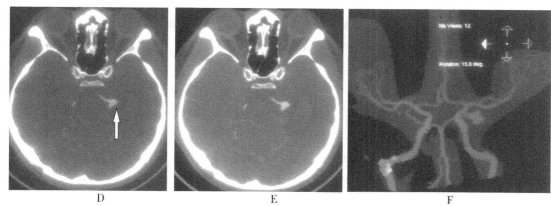

A—F. 左侧大脑后动脉动脉瘤破裂致脑室出血。A—C. 3 个不同层面 CT 横轴位。A. 箭头示高密度动脉瘤；B、C. 高密度铸型填充在左侧侧脑室三角区和体部；D、E. 脑血管 CTA 原始图像，箭头示囊状动脉瘤；F. 脑血管 CTA 三维重建，箭头示左侧大脑后动脉动脉瘤边缘不光整，其尖角征提示破裂，与 CT 平扫所见相吻合。

图 5-11　颅内动脉瘤-1

（二）MRI 表现

1. MRI 平扫

在所有序列上瘤体呈低信号血管流空信号（图 5-12A 至图 5-12C），慢血流在 T_2WI 上呈高信号；当瘤体并发血栓时，其信号不均。

2. MRI 增强扫描

与 CT 增强扫描表现相同。

3. MRA

可直观地显示瘤体的全貌以及瘤体与载瘤动脉的关系，通常情况下，临床常规把 MRI 平扫和 MRA 联合应用于脑动脉瘤的诊断中（图 5-12 至图 5-17）。

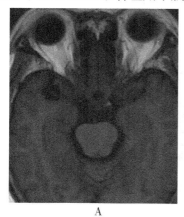
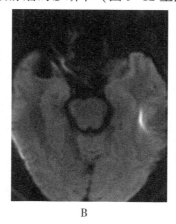
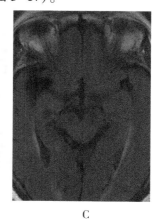

A　　　　　　　　　　　B　　　　　　　　　　　C

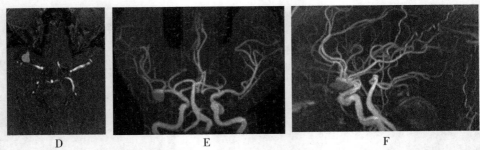

A—F. 女，60岁，右侧大脑中动脉囊状动脉瘤。A—C 分别为 T_1WI、FLAIR 和 DWI 横轴位像，示右侧大脑中动脉 M1 段囊状膨大低信号血管流空影；D—F 分别为脑动脉 MRA 原始图像横轴位、冠状位和矢状位重建图像，示右侧大脑中动脉 M1 段囊状动脉瘤呈高信号。

图 5-12　颅内动脉瘤-2

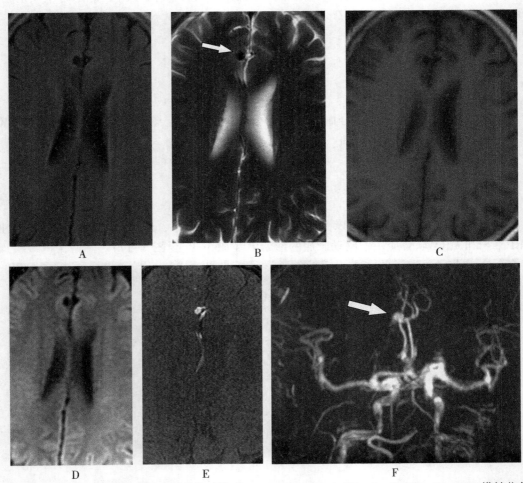

A—F. 女，66岁，右侧大脑前动脉囊状动脉瘤。A. T_1WI；B. T_2WI；C. FLAIR；D. DWI 横轴位像，示右侧大脑前动脉走行区域圆形低信号血管流空信号影（箭头示）；E. MRA 原始图像；F. 三维重建冠状位像，示右侧大脑前动脉囊状高信号与 MRI 图像表现吻合（箭头示）。

图 5-13　颅内动脉瘤-3

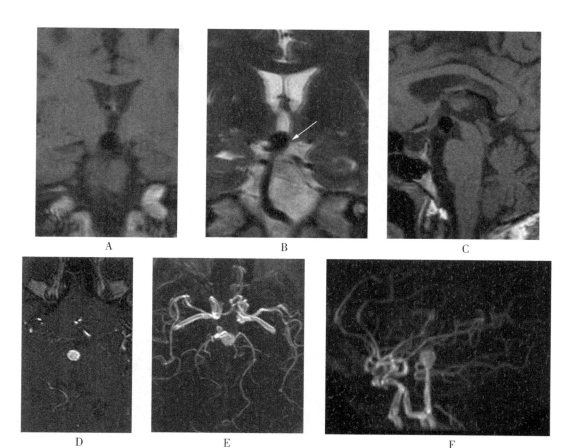

A—F. 男，60岁，基底动脉顶端囊状动脉瘤。A、B. 冠状位 T_1WI 和 T_2WI 图像；C. 矢状位 T_1WI 图像，示基底动脉顶端囊状低信号血管流空信号（箭头示）；D—F. 分别为 MRA 原始图像横轴位、冠状位和矢状位重建图像，示基底动脉顶端瘤体呈高信号。

图 5-14 颅内动脉瘤-4

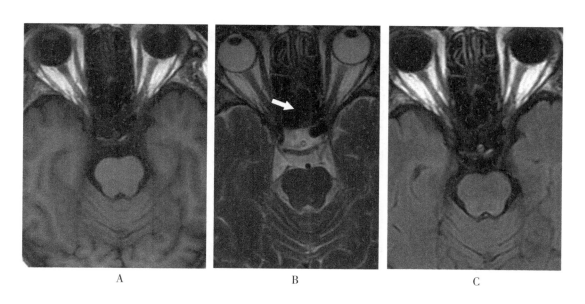

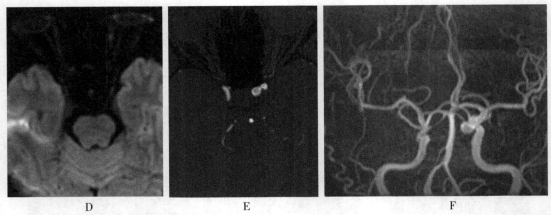

A—F. 女，66岁，左侧颈内动脉虹吸部囊状动脉瘤；A. T$_1$WI；B. T$_2$WI；C. FLAIR；D. DWI 横轴位像，示左侧颈内动脉虹吸部囊状低信号血管流空信号（箭头示）；E. MRA 原始图像横轴位；F. MRA 重建图像冠状位，示瘤体呈高信号。

图 5-15　颅内动脉瘤-5

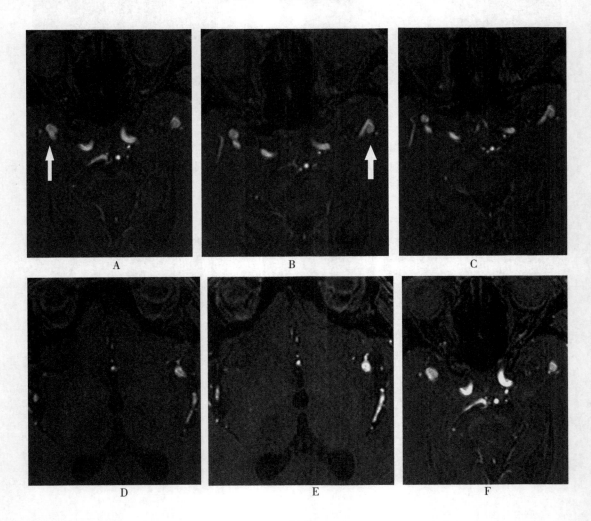

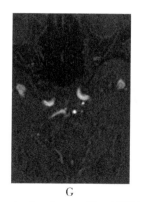
G

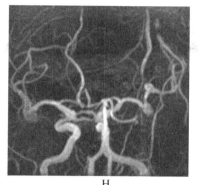
H

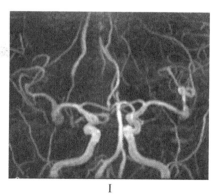
I

A—I. 女，80 岁，双侧大脑中动脉 M1 段对称性囊状动脉瘤（镜样动脉瘤）。A—G. MRA 原始图像横轴位；H、I：MRA 冠状位三维重建图像，示双侧大脑中动脉对称性囊状动脉瘤呈高信号。

图 5-16 颅内动脉瘤-6

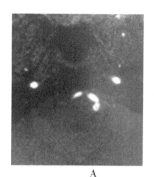
A

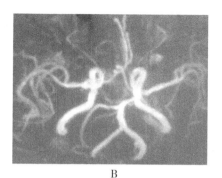
B

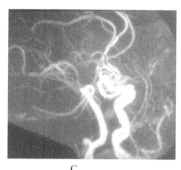
C

A—C. 男，56 岁，左侧小脑下后动脉囊状动脉瘤。A. MRA 原始图像横轴位；B. 冠状位；C. 矢状位重建图像，示左侧小脑下后囊状动脉瘤呈高信号，边界光滑。

图 5-17 颅内动脉瘤-7

第六章

甲状腺及甲状旁腺超声诊断

第一节　甲状腺超声检查方法与正常声像图

一、解剖概要

(一) 甲状腺

甲状腺 (thyroid) 是成年人体内最大的内分泌腺,由左右两侧叶和连接两侧叶的峡部组成,呈 "H" 形横跨于气管上段。30%～50%的人群在峡部上缘有一尖端向上的锥体叶。甲状腺前方为胸骨舌骨肌及胸骨甲状肌,外前方为胸锁乳突肌,两侧叶后方为颈长肌。两侧叶的后内侧与喉和气管、咽和食管,以及喉返神经等相邻,后外侧为颈总动脉和颈内静脉。甲状腺表面覆盖有两层被膜,外层称为甲状腺假被膜,覆盖甲状腺的前面和两侧;内层称为甲状腺真被膜,贴于腺体组织表面,并伸入腺体实质内,将腺体组织分隔为若干小叶。

甲状腺的血供非常丰富,主要由双侧的甲状腺上、下动脉及少数人存在的甲状腺最下动脉构成。甲状腺的静脉起自甲状腺腺体的表面和气管前面的静脉丛,分为上、中、下三对静脉。

甲状腺主要分泌甲状腺激素和降钙素,生理功能十分广泛,主要是促进人体的能量代谢和物质代谢,促进生长和发育。

(二) 甲状旁腺

甲状旁腺 (parathyroid) 位于甲状腺两侧叶的背面,为黄褐色圆形小体,有薄层结缔组织被膜。成人每个腺体重30～50 mg;长3～6 mm,宽2～4 mm,厚0.5～2.0 mm。甲状旁腺的数目和位置变化较大。约90%人群有4个甲状旁腺,每侧上、下各2个,有的人为3个或5个腺体。上一对甲状旁腺位置比较恒定,多位于甲状腺侧叶后缘上中1/3交界处。下一对甲状旁腺位置变化较大,约60%位于甲状腺侧叶下极的后缘(正常位置),可异位于甲状腺胸腺韧带内、纵隔和颈动脉鞘内。

上一对甲状旁腺由甲状腺上动脉或甲状腺下动脉或两者的吻合支供应,下一对甲状旁腺由甲状腺下动脉发出的分支供应。甲状旁腺的静脉回流同甲状腺,分别回流至颈内静脉和头臂静脉。

甲状旁腺主细胞分泌甲状旁腺素,具有升高血钙、降低血磷的作用。甲状旁腺素的分泌主要受血钙浓度的负反馈调节,并与甲状腺 C 细胞分泌的降钙素及 1, 25-(OH)$_2$-

D_3 共同调节钙、磷代谢，控制血浆中钙、磷水平。

二、超声检查方法和正常声像图

（一）仪器条件

一般使用具有高频线阵探头（5～10 MHz）的彩色多普勒血流显像仪对甲状腺和甲状旁腺进行扫查。必要时采用扇形探头结合吞咽动作对锁骨后或胸骨后甲状腺肿或异位甲状旁腺病变进行观察。

（二）体位

患者取仰卧位，在肩及颈后垫枕，头向后仰充分暴露颈前区域。如果甲状腺肿物较大，可嘱患者头偏向对侧或调整为侧卧位。

（三）检查方法

1. 甲状腺

（1）测量甲状腺大小。沿侧叶纵切扫查，取最大切面测量上下径，横切扫查时取最大横切面测量横径和前后径；用同样的方法测量峡部各径。

（2）从上至下、从外向内做一系列横切和纵切扫查，可观察甲状腺实质及结节的灰阶超声表现。

（3）CDFI 检查。观察腺体和结节的血流信号的分布和丰富程度，测量结节内动脉血流的峰值流速和阻力指数。必要时，测量甲状腺上、下动脉的内径，峰值流速和阻力指数。

2. 甲状旁腺

（1）正常位置甲状旁腺的超声检查方法与甲状腺的基本相似。由于甲状旁腺位置更深，使用的探头频率更低，特别是甲状旁腺明显增大时。

（2）甲状旁腺常见异位于甲状腺内、颈动脉鞘内、食管后和胸骨上窝，应仔细扫查。

（3）嘱患者做吞咽动作，使病灶提升，同时采用扇形探头（扫查方向朝向足侧）在胸骨上窝和锁骨上方进行探测，有可能发现异位于锁骨或胸骨后方的病灶。

（四）正常声像图

1. 甲状腺

（1）正常甲状腺左右侧叶上下径4～6 cm，左右径1.5～2.0 cm；峡部前后径0.2～0.4 cm。正常甲状腺大小存在较大个体差异，但侧叶前后径的个体差异相对较小，若侧叶前后径大于2 cm，可诊断甲状腺肿大。

（2）甲状腺被膜为一薄而规整的高回声带，实质为分布均匀的细而密集的中等回声，回声水平明显高于邻近的胸锁乳突肌回声（图6-1）。高档彩色多普勒血流显像仪显示腺体内弥漫性分布的较为丰富的点状、条状血流信号。

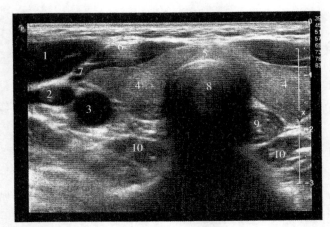

1. 胸锁乳突肌；2. 颈内静脉；3. 颈总动脉；4. 甲状腺左、右叶；
5. 甲状腺峡部；6、7. 颈前肌肉；8. 气管；9. 食管；10. 颈长肌。

图 6-1　正常甲状腺及其周围关系的灰阶图像

（3）甲状腺上、下动脉的平均内径约为 2 mm，为搏动性动脉血流频谱，收缩期峰值流速为 30～50 cm/s。甲状腺的三对静脉为连续性低振幅频谱。

2. 甲状旁腺

由于正常甲状旁腺体积过小（平均大小 5 mm×3 mm×1 mm），且与周围组织不能形成良好的反射界面，超声很难显示。偶尔超声可以显示年轻人正常的甲状旁腺，多为卵圆形边界清楚的均匀低回声，内部一般无明显的血流信号。超声诊断甲状旁腺增大的标准是甲状旁腺前后径超过 2 mm。

第二节　甲状腺疾病超声诊断

为了便于超声鉴别诊断，将甲状腺疾病大致分为两大类，即甲状腺弥漫性肿大和甲状腺结节。前者包括毒性弥漫性甲状腺肿、单纯性甲状腺肿、亚急性甲状腺炎、慢性自身免疫性甲状腺炎及甲状腺原发性恶性淋巴瘤；后者临床上被描述为正常大小或弥漫性肿大的腺体内单发或多发结节，包括结节性甲状腺肿、甲状腺腺瘤、甲状腺癌、局限性炎性结节。

一、毒性弥漫性甲状腺肿

毒性弥漫性甲状腺肿（toxic diffuse goiter）又被称为原发性甲状腺功能亢进症、突眼性甲状腺肿或 Graves 病，是一种伴甲状腺激素分泌增多的特异性自身免疫病。本病多见于 20～40 岁青年女性，男女比例约为 1∶5。

（一）临床表现

本病为多器官受累和高代谢状态，主要表现有心悸、怕热、多汗、食欲亢进、大便次数增多、消瘦、情绪激动等，约 1/3 的患者伴有眼球突出。

（二）超声检查

1. 灰阶超声图像

甲状腺弥漫性对称性肿大，被膜规整。甲状腺上、下动脉内径增宽，腺体回声明显受病程和治疗的影响。未经治疗的初发者，腺体表现可分为弥散回声减低型或散在回声减低型。病程较长或反复发作者，腺体回声水平可与正常腺体相当，不均匀，部分病例因形成纤维分隔而出现条状高回声。

2. 多普勒超声

多普勒超声结果表现为"火海"征，血流信号丰富。多数病例甲状腺上、下动脉流速明显加快，阻力减低。

（三）鉴别诊断

1. 单纯性甲状腺肿

本病系地方性缺碘引起的疾病，也有散发性病例。超声表现为甲状腺增大，但回声正常或不均，CDFI 示血流信号及流速无明显增加。甲状腺功能正常或减低。

2. 结节性甲状腺肿

部分毒性弥漫性甲状腺肿可表现为腺体散在的回声减低，从声像图上与结节性甲状腺肿不易区分。后者开始时似单纯性甲状腺肿，但随着病情的发展，各部分组织反复增生与复旧，形成纤维间隔及多个结节。结节性甲状腺肿的甲状腺两侧叶不对称增大是其特征。CDFI 检查缺乏血流信号，其流速小于 30 cm/s，与甲状腺功能亢进的"火海"征截然不同。

3. 慢性自身免疫性甲状腺炎

本病病情动态发展，声像图随之动态变化。甲状腺增大多以前后径改变为明显，而毒性弥漫性甲状腺肿的腺体增大以长径改变为明显，而且桥本甲状腺炎患者的血中抗甲状腺球蛋白和抗微粒体抗体增高。

4. 甲状腺腺瘤

部分患者并发甲状腺功能亢进，从声像图上易于与毒性弥漫性甲状腺肿鉴别。

二、单纯性弥漫性甲状腺肿

单纯性弥漫性甲状腺肿（simple diffuse goiter）是单纯性甲状腺肿的早期阶段，甲状腺两侧叶呈对称性弥漫性肿大，一般不伴有甲状腺的功能变化和全身症状。

（一）临床表现

甲状腺过度肿大者可压迫周围器官及组织而产生相应的症状：①压迫气管造成呼吸困难。②压迫食管引起吞咽困难。③压迫颈静脉、上腔静脉造成头面部及上肢水肿。④压迫周围神经引起声音嘶哑或霍纳综合征（Horner syndrome）。

（二）超声检查

1. 灰阶超声图像

甲状腺呈弥漫性、对称性肿大，表面平整。腺体肿大明显时可出现压迫气管、颈部血管等现象。病程早期腺体内部回声基本正常；病程后期除腺体实质回声普遍不均外，由于滤泡内充满胶质而高度扩张，腺体内显示弥漫分布的多发薄壁无回声区伴囊内点状强回声。

2. 多普勒超声

CDFI 显示腺体内血流信号无明显增多，甲状腺上动脉内径正常或稍增宽，频谱形态无异常改变，流速在正常范围内或轻度增高。

（三）鉴别诊断

1. 结节性甲状腺肿

腺体增大呈不对称性，表面不光滑，并伴有多个大小不等的结节。而单纯性甲状腺肿腺体呈弥漫性对称性增大，表面光滑，内无囊性结节以外的其他类型结节形成。

2. 毒性弥漫性甲状腺肿

见本章本节"一、毒性弥漫性甲状腺肿"。

三、单纯性结节性甲状腺肿

单纯性结节性甲状腺肿（simple nodular goiter）是单纯性甲状腺肿发展至后期的表现。

（一）临床表现

本病一般无明显症状，但肿大的甲状腺可压迫周围组织（如气管和食管）而产生相应的症状。

（二）超声检查

1. 灰阶超声图像

甲状腺正常大小或两侧叶不对称性增大，表面不平整。内见单个或多个回声不等的结节，边界清晰或模糊，可伴有形态不同的钙化。结节以外的腺体回声可能表现为均匀、不均或散在的点状或条状高回声。

2. 多普勒超声

CDFI 显示结节内血供状态不等，有的增生结节内部血流丰富，甚至呈彩球状；以退化为主（如囊性变、液化、坏死等）的结节内部无或少许血流信号。结节以外的腺体血供无明显增多。甲状腺上动脉内径正常或稍增宽，流速在正常范围内或稍加快。

（三）鉴别诊断

1. 毒性弥漫性甲状腺肿、单纯性弥漫性甲状腺肿

见本章本节"一、毒性弥漫性甲状腺肿""二、单纯性弥漫性甲状腺肿"。

2. 甲状腺腺瘤

多为单发，边界清晰，有完整包膜。内部回声均匀，可有晕环，甲状腺轮廓整齐、光滑。而结节性甲状腺肿结节常多发，大小不一，无包膜，周围甲状腺组织回声不均匀，甲状腺轮廓不平。

3. 甲状腺癌

结节有恶变的可能，若发现生长迅速，颈淋巴结增大，超声显示结节边界不光整，呈锯齿样改变，并发微钙化等恶性特征，应想到恶变的可能，必要时进行穿刺活检。

四、亚急性甲状腺炎

亚急性甲状腺炎又被称为肉芽肿性或巨细胞性甲状腺炎，是一种自限性非化脓性炎性疾病。发病初期有上呼吸道感染的表现，一般认为是病毒感染或变态反应所致，多见于 20～50 岁的女性。

（一）临床表现

早期可有发热、甲状腺肿大、疼痛，伴有上呼吸道感染的表现。开始时病变仅局限于甲状腺一侧或一叶的某一部分，不久累及另一侧或甲状腺全部，可出现甲状腺功能亢进；晚期如果甲状腺有严重的破坏乃至出现纤维化，可出现甲状腺功能低下。病程一般持续 2～3 个月，可自行缓解消失。

（二）超声检查

1. 灰阶超声图像

患侧甲状腺肿大，被膜下病灶常使甲状腺与颈前肌之间的间隙模糊或消失。甲状腺腺体内见边界模糊的散在性或融合性片状低回声，被称为"洗出"征（"wash-out" sign）（图 6-2），为本病的特征表现。病程初期低回声区常有压痛。病灶回声随病程而变化，炎症恢复期回声增强、不均，低回声区缩小甚至消失，恢复为正常腺体回声。

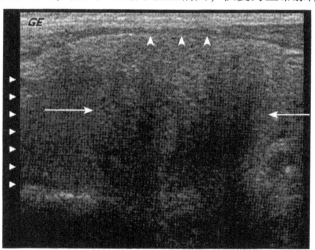

大箭头所示为融合性低回声带（"洗出"征），小箭头所示为甲状腺与颈前肌之间的间隙模糊。

图 6-2 亚急性甲状腺炎声像

2. 多普勒超声

CDFI 显示病灶内原有血管自如穿行，周边无明显环绕血管。

（三）鉴别诊断

1. 急性化脓性甲状腺炎

急性化脓性甲状腺炎患者可出现高热、疼痛及压痛症状重、白细胞增高、血沉快。

超声显示不均质低回声区，边界模糊、不清。形成脓肿时，可见不规则的无回声区。

2. 甲状腺癌

亚急性甲状腺炎若为单侧性，常形成 2～3 cm 大小结节，此时应与甲状腺癌相鉴别。前者的结节有触痛，形态不规则，后方无声衰减，周边无血管绕行，可见原有的甲状腺血管在病灶内穿行。动态观察可发现病灶开始位于一侧叶，不久累及另一侧叶。3～6个月后，病灶逐渐缩小甚至完全恢复正常。后者的结节形态不规则，边缘可呈"蟹足样"改变，内部可有微小钙化，后方可有声衰减，周围血管移位、绕行。鉴别困难时，可行细针抽吸细胞学检查或组织学活检。

3. 慢性自身免疫性甲状腺炎

慢性自身免疫性甲状腺炎一般表现为双侧腺体弥散性回声减低，局限性慢性自身免疫性甲状腺炎少见。甲状腺无触痛，不发热，血中甲状腺球蛋白抗体和微粒体抗体滴度远高于亚急性甲状腺炎。亚急性甲状腺炎晚期在声像图上与慢性自身免疫性甲状腺炎难以鉴别。

五、慢性自身免疫性甲状腺炎

慢性自身免疫性甲状腺炎（chronic autoimmune thyroiditis）又被称为慢性淋巴细胞性甲状腺炎、桥本甲状腺炎（Hashimoto thyroiditis），是一种自身免疫性疾病。好发于 30～50 岁的青中年女性。

（一）临床表现

本病起病隐匿，常无特殊症状。体检触及甲状腺正常大小或中度弥漫性肿大，腺体质韧如橡皮。血甲状腺球蛋白抗体和抗微粒体抗体增高。

（二）超声检查

1. 灰阶超声图像

甲状腺两侧叶弥漫性肿大，以前后径改变最为明显，峡部也明显增厚；病程后期可表现为腺体萎缩。甲状腺包膜清晰、平整，病程后期可呈分叶状。双侧腺体回声弥漫性减低、不均，内有许多条状高回声，有时可见许多散在的细小低回声。

2. 多普勒超声

CDFI 显示在病程早期腺体内血流信号弥漫性增加，有的患者甚至与未经治疗的毒性弥漫性甲状腺肿的血供程度无明显差异；病程后期由于腺体纤维化，血流信号仅轻度增加或无明显增加。频谱多普勒表现为病程早期甲状腺上动脉流速明显加快，血流量增多。

（三）鉴别诊断

1. 亚急性甲状腺炎

见本章本节"四、亚急性甲状腺炎"。

2. 甲状腺癌

慢性自身免疫性甲状腺炎若为局限性病变，应与甲状腺癌相鉴别。声像图不典型时，可采用超声引导下穿刺细胞学检查或组织学活检明确诊断。

3. 结节性甲状腺肿

慢性自身免疫性甲状腺炎在甲状腺内偶尔可见多个小的高回声结节，由淋巴组织、残余滤泡和上皮组织形成。此时要与结节性甲状腺肿鉴别。鉴别主要依靠血清学检查，必要时穿刺细胞学检查或组织学活检。

六、甲状腺腺瘤

甲状腺腺瘤系良性肿瘤，起自腺上皮组织，可分为滤泡型腺瘤、乳头状腺瘤和混合型三种，多见于中青年女性。

（一）临床表现

肿瘤生长缓慢，患者一般无明显自觉症状。若肿瘤内突然出血，则肿块迅速增大，伴局部疼痛。少数病例可发生功能自主性腺瘤，出现甲状腺功能亢进症状。10%的腺瘤可以癌变。体检触及单个圆形或椭圆形肿块，质韧，表面光滑，无压痛，可随吞咽而活动。

（二）超声检查

1. 灰阶超声图像

腺瘤一般为单发，极少数为多发；呈圆形或椭圆形，肿物长轴常与腺体的长轴平行，如位于峡部的腺瘤长轴与矢状面垂直。肿物内部回声类似正常腺体实质回声，多数为均匀等回声，少数为低回声；较大者易并发囊性变、出血或坏死，内部有不规则无回声区、钙化灶或浓缩胶质。浓缩胶质表现为点状强回声后方伴"彗星尾"征，此为良性结节的特征性表现。肿物边界清楚、整齐，有高回声包膜，80%肿瘤周边见规整的薄晕环；后壁及后方回声增强或无明显变化。

2. 多普勒超声

CDFI 显示腺瘤内部血供程度不等，多数腺瘤内部可见丰富血流信号，有的形成网状或彩球状；周边常见较为完整的环绕血管。

（三）鉴别诊断

1. 结节性甲状腺肿

见本章本节"三、单纯性结节性甲状腺肿"。

2. 甲状腺癌

甲状腺癌常表现为形态不规则、边界模糊、内部为实性不均质低回声，可有微小钙化，CDFI 显示血供可不规则。可伴有颈部淋巴结转移。甲状腺腺瘤常表现为形态规则、边界清晰，有完整规则晕，内部回声多为等或高回声，常有囊性变。CDFI 显示血供丰富，分布规则。

七、甲状腺癌

甲状腺癌（thyroid carcinoma）通常分为乳头状癌、滤泡癌、髓样癌和未分化癌四种。乳头状癌占所有甲状腺癌的 75%～90%。

（一）临床表现

甲状腺癌占头颈部恶性肿瘤的 1.5%～2.0%，占所有恶性肿瘤的 1%～4%，多见于年轻人或老年人，年轻人中女性多于男性，老年人中无性别差异。颈部放疗史、Graves 病患者、地方性甲状腺肿患者罹患甲状腺癌的危险性增高。由于甲状腺癌有多种不同的病理类型和生物学特征，其临床表现各异。一般而言，分化良好的甲状腺癌发展缓慢，尤其是乳头状癌，可多年缓慢生长而无任何症状。未分化癌和少数髓样癌发展迅速，很快浸润周围组织，出现晚期症状。

（二）超声检查

1. 灰阶超声图像

（1）边界。较大癌灶常表现为边界模糊，未分化癌可呈"蟹足样"改变，但髓样癌和微小癌（直径小于 1 cm）表现为边界清晰。癌灶周边晕环常不完整或厚薄不均。

（2）内部回声。癌灶常表现为实性不均质低回声，较少出现囊性成分。微钙化（不大于 1 mm 的点状强回声）预测恶性的特异性较高，但敏感性低（图 6-3）。

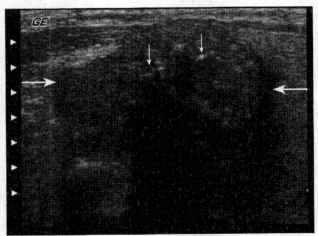

大箭头指向癌肿，其边界模糊、形态不规整，周边见宽窄不一的
不完整"晕环"，内部见许多微小钙化（小箭头所示）。

图 6-3　甲状腺乳头状癌声像

（3）形态。较大癌灶常表现为形态不规则，前后径与横径比值不小于 1。

（4）颈部淋巴结肿大。转移性淋巴结的超声特征与甲状腺内原发病灶的超声特征类似。灰阶超声特征为淋巴结门消失或部分消失、出现囊性回声、钙化或局限性高回声。

2. 彩色多普勒血流显像

彩色多普勒血流显像显示部分血流丰富或局限性丰富、分布杂乱，可见穿支血管。但部分恶性结节可出现周边部分环绕血流或无血流信号。转移性淋巴结彩超表现为血流杂乱，达皮质边缘或沿被膜走行。

（三）鉴别诊断

1. 甲状腺腺瘤

多形态规则，边界整齐，有完整包膜，内部回声均匀，后方回声无衰减，无微小钙化。无浸润周围组织表现及颈部淋巴结肿大。

2. 亚急性甲状腺炎（单侧性）

本病有低热、局部有压痛、血沉快等表现。肿大的甲状腺回声均匀，无浸润现象。抗炎对症治疗后，炎症区回声可恢复正常。

（四）临床价值

超声是甲状腺癌的首选影像学检查方法。但是，甲状腺癌具有多种不同病理类型和生物学特征，其复杂多样的声像图表现给超声检查带来困难，必要时，应与核素显像或CT 成像结合起来应用。超声引导下穿刺活检安全、可靠，有很好的临床应用价值。

第三节　甲状旁腺超声检查

1975 年，Arima 首先报告应用超声仪进行甲状旁腺腺瘤定位。北京协和医院于 1983 年在国内首先开展此项工作。目前，应用 CDFI 可显示 5 mm 左右的甲状旁腺病灶，诊断敏感性达 90%以上，已成为引起甲状旁腺功能亢进的肿物术前定位首选检查方法。

原发性甲状旁腺功能亢进的病因包括甲状旁腺腺瘤、甲状旁腺增生及甲状旁腺癌。这 3 种疾病均可由于钙、磷代谢障碍而引起骨质疏松、脱钙及骨折。另外，甲状旁腺癌还可因侵犯周围组织器官而引起相应的临床表现。

一、甲状旁腺腺瘤

在原发性甲状旁腺功能亢进患者中，80%以上由腺瘤引起。腺瘤可以单发，也可以是多发性内分泌腺瘤的一部分。多见于女性，以 40～60 岁多见。

超声检查如下：

（1）肿瘤位于甲状腺与颈长肌、颈总动脉与气管之间，属正常位置。肿瘤为椭圆形、三角形或不规则形，其长轴与身体矢状面平行。

（2）肿瘤为均匀低回声，边界清晰、规则，可见包膜回声，少数可伴有钙化灶或囊性变。

（3）肿瘤与甲状腺之间可见双层中强回声带，可能为甲状腺被膜与腺瘤的包膜所致。

（4）CDFI 肿瘤前缘常有明显的血管绕行，并可见多条动脉分支进入瘤体内，内部血供丰富，有时可显示肿瘤的蒂部。

二、甲状旁腺增生

约 10%原发性甲状旁腺功能亢进是由原发性增生所致，而继发性增生则多见于慢性肾脏疾病的患者。增生常累及多个甲状旁腺腺体。

超声检查可显示数个甲状旁腺不同程度增大，形态呈椭圆形或不规则形，内部为均匀低或等回声，一般无囊性变或钙化灶，血供不如甲状旁腺腺瘤的丰富。

三、甲状旁腺癌

甲状旁腺癌占原发性甲状旁腺功能亢进患者的 2%～4%，发病年龄较腺瘤略低，平均 44 岁，发病率无性别差异。大多数甲状旁腺癌是功能性的，无功能性癌较少。

超声检查如下：

（1）肿瘤较大，形态不规则或呈分叶状。

（2）内部为不均匀低回声，可伴有囊性变或钙化灶。

（3）肿瘤可侵犯邻近的解剖结构。

（4）癌灶内部及周边血供丰富，分布不规则。

（5）可发现同侧颈部淋巴结转移癌。

第七章

放射性核素示踪技术与显像

第一节　放射性核素示踪技术

放射性核素示踪技术（radionuclide tracing technique）是以放射性核素或其标记化合物为示踪剂，应用射线探测方法来检测其行踪，以研究示踪剂在生物体系或外界环境中的客观存在及其变化规律的一类核医学技术。

所谓示踪（tracing），就是显示特定物质的行踪。在难以用直接检测的方法观察生物活性分子在生物体系中的动态变化时，通常需要在其分子上引入示踪剂，通过对示踪剂的检测，间接反映生物活性分子的代谢规律，这就是示踪技术。示踪剂（tracer）是为观察、研究和测量某种物质在指定过程中的行为或性质而加入的一种标记物。作为示踪剂，其性质或行为在该过程中与被示剂物应完全相同或差别极小；其加入量应当很小，对体系不产生显著的影响；示踪剂必须容易被探测。常见的示踪剂有放射性核素示踪剂、酶标示踪剂、荧光标记示踪剂、自旋标记示踪剂等。放射性核素示踪技术是目前已被实践证明的最有效的间接检测技术之一。

放射性核素示踪技术是核医学领域中最重要的和最基本的核技术，同时又是放射性核素在医学和生物学中应用的方法学基础。随着医学理论和技术的不断发展，以示踪技术为基础，吸取并融合其他学科的最新成就，建立一个又一个崭新的核医学方法，为临床疾病的诊治和推动医学进步做出了重要的贡献。

一、示踪原理

放射性核素示踪技术是根据研究的需要，选择适当的放射性核素标记到待研究物质的分子结构上，将其引入生物机体或生物体系（如离体细胞、无细胞酶体系等）之后，标记物将参与代谢及转化过程。由于放射性核素标记化合物与被研究的非标记化合物具有相同的化学性质和生物学行为，通过检测标记物发出的放射线，并且对所获得数据进行处理分析，可间接了解被研究物质在生物机体或生物体系中的动态变化规律，从而得到定性、定量及定位结果，结合研究目的可做出客观评价。

由此可见，放射性核素示踪技术的核心是基于放射性核素示踪物与被研究物质的同一性和放射性核素的可测性这两个基本性质。

1. 标记物与非标记物的同一性

放射性核素及其标记化合物与相应的非标记化合物具有相同的化学性质及生物学行为。这是由于一种元素的所有同位素的化学性质相同，生物体或生物细胞不能区别同一种元素的各个同位素，包括其放射性核素和稳定核素。同样，放射性核素标记的化合物基本上未改变该化合物原有的结构，也不影响其原有的性质，两者之间具有同一性，在生物体内所发生的化学变化、免疫学反应和生物学过程也都是完全相同的。例如，在核医学中，用放射性^{131}I 来研究稳定性^{127}I 的生物学行为，用^{3}H-TdR 研究细胞增殖功能等。

用同位素交换法制备示踪剂当然是最理想的方法——按此方法制备的示踪剂与其非标记物的化学结构完全相同，但实际上许多适合于实验和临床研究的放射性核素，在大多数拟标记的化合物分子结构中并不存在相应的稳定性同位素，无法应用同位素交换法进行标记，需要采用其他方法。当以某种放射性核素标记到一个化合物分子结构上时，这种放射性核素虽然并非该化合物所固有，但一般也不致明显改变该化合物的原有性质。如果经过实验证明，这种带有放射性核素的化合物与未经标记的化合物在体内的运动规律基本上一致，同样也可以认为两者具有同一性，通过对放射性核素标记化合物的检测，来反映未经标记的化合物在体内的行为。一般临床核医学中更多采用此类示踪剂，用于标记化合物的常用放射性核素有^{131}I、^{99m}Tc、^{111}In、^{75}Se、^{18}F 等，常用的标记方法是化学合成法、金属络合法等。

2. 标记物的可测性

标记物与相应的非标记物又不是完全相同的，主要表现在：标记物上的放射性核素在其核衰变过程中自发地发出射线，而这些射线能够被相应的放射性探测仪器或感光材料所检测到，因此可以对被标记的物质进行精确的定性、定量及定位测量和研究。适合放射性示踪实验的常用放射性核素并不是很多，如物质代谢转化研究中的^{3}H、^{14}C、^{32}P 等，体外放射分析中的^{125}I，临床上脏器功能测定与显像的^{131}I、^{99m}Tc、^{111}In、^{18}F 等，但是可以用这些核素标记的化学分子却有数百种之多。

应用放射性核素示踪技术应当树立的一个重要概念，那就是：放射性核素标记的化学分子在生物机体或者生物系统中的生物学行为取决于被标记的化学分子，而不是标记在化学分子上的放射性核素及其发射出来的射线，后者只是起着示踪作用，提示受它标记的化学分子的客观存在。因此，相同的核素标记在不同的化合物上，表现出来的体内代谢过程和生物学行为可完全不同，而不同的核素标记在相同的化合物上，其生物学行为不会发生改变。例如，^{99m}Tc 是临床上最常使用的放射性核素，高锝酸盐离子（^{99m}TcO$_4^-$）本身主要被甲状腺、唾液腺以及其他消化腺摄取，可用于甲状腺功能测定和甲状腺显像；^{99m}Tc-HMPAO 可透过血脑屏障到达脑组织，用于脑血流显像；^{99m}Tc-MIBI 则聚集于心肌组织和某些肿瘤组织，用于心肌灌注显像和肿瘤阳性显像；^{99m}Tc-DMSA 与^{113m}In-DMSA 同样被肾小管上皮细胞吸收和浓聚，均可用于肾皮质显像。因此，应根据实验对象和实验方法不同，选择适当的放射性核素和标记化合物。

二、基本类型

放射性核素示踪技术是核医学各种诊断技术和实验研究方法的基础，以放射性核素示踪技术为核心，吸取并融合其他学科的最新研究成就，建立了许多具有实用价值的诊断技术和研究方法，为生命科学和临床科学的研究提供了非常重要的手段。根据被研究的对象不同，通常将其分为体内示踪技术和体外示踪技术两大类。

（一）体内示踪技术

体内示踪技术（in vivo tracing technique）又被称为在体示踪技术，它是以完整的生物机体作为研究主体，用于研究被标记的化学分子在生物系统中的吸收、分布、代谢及排泄等体内过程的定性、定量及定位动态变化规律。包括医学在内的生命科学领域更关心的是某种化学分子在生物系统内的动态变化规律，因此，体内示踪技术都是建立在动力学分析的基础之上。具有代表性的技术主要有以下五类。

1. 物质吸收、分布及排泄的示踪研究

各种物质（包括生理性物质和药物等）进入体内后，一般都要经过消化、吸收、分布、转化及排泄等过程。各种药物、毒物、激素等，只要能得到其化学纯品，绝大多数都能用放射性核素标记该化合物，通过将该标记化合物引入体内，在不同的时间测定体液中的放射性浓度或脏器中的放射性分布，可以了解该化合物在体内的吸收、分布及排泄规律。物质的吸收、分布和排泄的示踪研究常用于药物的药理学、药效学和毒理学研究，在药物的筛选、给药途径和剂型选择等方面都具有重要的价值。

以分布实验为例。物质被吸收后，通过血液循环分布于各组织器官。大多数物质在体内分布有一定的选择性，这种选择性与其在体内的代谢特征有关。药物在体内的分布情况直接影响到它的药理学效应和不良反应的大小。研究药物体内分布的实验方法有三类，分别是脏器放射性测量、放射自显影和SPECT或PET显像。脏器放射性测量不需复杂的实验条件，简便易行，实验周期短，但属于破坏性研究方法，容易受到操作过程中误差的影响；放射自显影定位精确，但是实验操作比较复杂，技术要求高，实验周期较长，并且一般只能以初生的小动物为实验对象，不适合大型和成年动物，更难以在人体进行研究；SPECT或PET显像不破坏实验对象原有结构的完整性，符合生物机体的生理条件，可以形象、直接、量化地反映示踪剂在机体的动态分布变化，尤其是小动物SPECT/CT和小动物PET/CT的应用，为分布实验提供了更为有效、可靠的研究手段，将在新药开发研究、受体研究、肿瘤研究等方面发挥更大的作用。

2. 放射性核素稀释法

放射性核素稀释法是利用稀释原理对微量物质做定量测量或测定液体容量的一种核素示踪方法。根据化学物质在稀释前后质量相等的原理，将已知比放射性（或放射浓度）和质量（或容量）的放射性示踪剂加到一个未知质量或容量的同质体系中，放射性示踪剂将被稀释，比放射性或放射性浓度下降，下降的程度与其被稀释的程度相关。计算式为：

$$S_1 \cdot m_1 = S_2 \cdot (m_1 + m_2) \quad 或 \quad C_1 \cdot V_1 = C_2 \cdot (V_1 + V_2) \tag{7-1}$$

式（7-1）中，S_1 和 C_1 为示踪剂稀释前的比放射性和放射性浓度，S_2 和 C_2 为示踪剂稀释后的比放射性和放射性浓度，m_1 和 V_1 为示踪剂稀释前的质量和容积，m_2 和 V_2 为稀释前同质待测物的质量和容积。

根据求知对象的不同，可分为直接稀释法和反稀释法，它们所依据的原理和计算公式基本相同。直接稀释法（direct dilution method）又被称为正稀释法，它是用已知标记物测定未知非标记物;反稀释法则是应用非放射性同类物质作为稀释载体,测定混合物中已知放射性物质的化学量。

放射性核素稀释法比一般化学分析方法简单,灵敏度高,可广泛地用于研究人体各种成分的质量或容量,如测定身体总水量、全身血容量(包括红细胞容量和血浆容量)、细胞外液量、可交换钠量和可交换钾量等。

3. 放射自显影技术

放射自显影技术(autoradiography,ARG)是根据放射性核素的示踪原理和射线能使感光材料感光的特性,借助光学摄影术来测定被研究样品中放射性示踪剂分布状态的一种核技术。将放射性核素标记的示踪剂导入生物体内,经过一段时间的分布和代谢之后,根据实验目的和方法的要求取材,将标本制成切片或涂片,经一定时间曝光、显影、定影处理后,可以显示标本中示踪剂的准确位置和数量。根据观察范围和分辨率不同,可分为宏观放射自显影(macroscopic autoradiography)、光镜放射自显影(light microscopic autoradiography)和电镜放射自显影(electron microscopic autoradiography)三类。宏观放射自显影的观察范围较大,要求的分辨率较低,能用肉眼、放大镜或低倍显微镜观察,主要从整体水平来观察放射性示踪剂在体内的分布状态,多用于小动物的整体标本,大动物的脏器或肢体标本,以及各种电泳谱、色谱和免疫沉淀板的示踪研究。光镜放射自显影的观察范围较小,分辨率较高,适用于组织切片、细胞涂片等标本的示踪研究,根据不同示踪剂在不同时间的分布,研究细胞水平的代谢过程。电镜放射自显影的观察范围更小,分辨率更高,适用于细胞超微结构,甚至是提纯的大分子结构(DNA、RNA)上的精确定位和定量。放射自显影术具有定位精确、灵敏度高、可定量分析等优点,广泛用于药理学、毒理学、细胞学、血液学、神经学、遗传学等学科领域。

磷屏成像(phosphor plate imaging)装置是近年出现的一种新的放射自显影成像系统,由一个成像板(可重复使用的磷屏)和一个读出装置(包括激光共聚焦扫描装置、后续电子线路、光电倍增管和计算机数据处理软件)组成。由于磷屏成像具有灵敏度高、成像快、操作简便、磷屏可反复使用、无须胶片和显影定影等照相处理步骤的优势,可用于多种放射性核素的宏观自显影。然而它的分辨率有限,目前尚不能用于高倍光镜和电镜自显影。

4. 放射性核素功能测定

放射性核素功能测定是将机体的脏器或组织的某一功能状态,通过动态观察后给出定量结果,为医学研究及临床诊断提供功能评价的一种放射性核素示踪技术。放射性示踪剂引入机体后,根据其理化及生物学性质,参与机体一定的代谢过程,并动态地分布于有关脏器和组织,通过射线探测仪器可观察其在有关脏器和组织中的特征性消长过程,这一过程常表现为一定的曲线形式。根据示踪剂与脏器相互作用的特点,选择适当的数学模型对曲线进行定性及定量分析,就可得到反映该脏器某一功能状态的结果并判断功能异常的性质和程度。例如,甲状腺吸^{131}I率测定、肾功能测定、心功能测定、胃排空功能测定等。

5. 放射性核素显像

放射性核素显像是根据放射性核素示踪原理,利用放射性核素或其标记化合物在体内代谢分布的特殊规律，在体外获得脏器和组织功能结构影像的一种核医学技术。在短时间内自动连续成像或在一定时间范围内多次间断成像，可以对脏器的功能和形态同时进行观察，不仅可以显示脏器和组织的形态、位置、大小和结构变化，而且可以进行动态显像和定量分析。放射性核素显像除对脏器或组织的形态进行鉴别外，还可根据图像上的放射性分布特点反映脏器的功能，这是核医学显像与其他显像方法的最主要区别之一。

（二）体外示踪技术

体外示踪技术（in vitro tracing technique）又被称为离体示踪技术，以从整体分离出来的组织、细胞或体液等简单系统为研究对象，多用于对某些特定物质（如蛋白质、核酸等）的转化规律研究，细胞动力学分析，以及超微量物质的体外测定等。体外示踪技术的共同特点是：都是在体外条件下进行，减少乃至避免了众多的体内因素对实验结果的直接影响，同时也避免了受检者本人直接接触射线的可能，但只能表示生物样品离开机体前瞬时间的机体状态，对结果的解释需要结合临床情况。

1. 物质代谢与转化的示踪研究

物质进入生物机体后，在酶促反应作用下，经过转化、分解等代谢过程，生成代谢中间产物及最终产物，参与机体生命活动过程。弄清各种代谢物质的前身物、中间代谢步骤和中间代谢产物、最终产物的相互关系及其转化条件，是正确认识生命现象的物质基础。放射性核素示踪技术是目前最常用、最理想的方法之一，它不仅能够对前身物、中间产物、反应产物做出定性分析，还可用于研究前身物转化为产物的速度、转化条件、转化机制以及各种因素对转化的影响。例如，用^{3}H-TdR（胸腺嘧啶核苷）掺入 DNA 作为淋巴细胞转化的指标以观察细胞免疫情况；用^{125}I-UdR（脱氧尿嘧啶核苷）掺入 RNA，可作为肿瘤细胞增殖速度的指标，用于抗肿瘤药物的研究；通过标记不同前身物（如某种氨基酸、各种核苷酸等）研究蛋白质、核酸等生物大分子的合成、结构和功能。

物质转化的示踪研究可以在整体、离体或无细胞体系中进行。整体实验多以实验动物为研究对象，在正常生理条件下观察某物质在体内转化的全过程，可以获得较为可靠的结论。这固然是最为理想的方法，但是由于机体的内环境十分复杂，有各种交换方式和代谢旁路，多因素参与代谢过程，因而不易弄清物质转化的细节。另外，由于内源性物质对待测标记物的稀释作用，使参与代谢反应的示踪剂减少，导致测量结果误差较大，难以做出准确的判断。离体实验（包括无细胞反应体系）可以简化反应条件，人为控制反应对象和实验条件，有利于在分子水平阐明物质转化过程的具体步骤、转化条件及影响因素，有些代谢过程只能在离体条件下才能得出实验结果。但是同时也应当注意到，离体实验破坏了生物机体代谢反应的完整性，所得到的实验结果只能看作一种可能性，应做系统分析或经整体实验加以验证，才能得出可靠的结论。例如，离体实验结果证明，胸腺嘧啶是 DNA 的有效前身物，但在整体动物实验中发现^{3}H-胸腺嘧啶掺入 DNA 很少，表明胸腺嘧啶不是 DNA 的有效前身物。用标记的胸腺嘧啶核苷（^{3}H-TdR）做进一步的掺入实验，证明 TdR 才是机体合成 DNA 的前身物。

2. 细胞动力学分析

细胞动力学（cell kinetics）是研究各种增殖细胞群体的动态量变过程，包括增殖、分化、迁移和衰亡等过程的变化规律，以及体内外各种因素对它们的影响和调控。通过细胞动力学规律的研究，可以揭示正常及异常细胞的增殖规律及特点，为病因研究及临床诊疗提供实验依据。细胞动力学研究的范畴很广，其中以细胞周期时间测定最为常用，也最为重要，常用于肿瘤分化及增殖规律研究、肿瘤的同步化治疗、造血细胞研究等方面。放射性核素示踪技术测定细胞周期时间的常用方法有标记有丝分裂百分数法（放射自显影法）和液体闪烁法。

3. 活化分析

活化分析（activation analysis）是通过使用适当能量的射线或粒子照射待测样品，使待测样品中某些稳定的核素通过核反应变成放射性核素（活化），然后进行放射性测量和能谱分析，获得待测样品中稳定性核素的种类与含量（分析）的超微量分析技术。根据照射源的不同，活化分析可以分为中子活化分析、带电粒子活化分析、光子活化分析三类，其中以中子活化分析应用最广。活化分析是各种微量分析法中灵敏度最高的，并且精密度好，准确度高，抗干扰能力强，可以区别同一元素的各个同位素及其组成；可进行多元素同步测定，在同一份试样中可同时测定 30～40 种元素，最高可达 56 种元素，特别适合于生物医学样品中多种微量元素的测定，以及合金元素的测定；化学分离工作相对比较简单，在进行法医学鉴定时可不破坏证物。活化分析最主要的问题是其所使用的活化源十分昂贵，需要反应堆或加速器，不易普及，这在一定程度上限制了它的应用。此外，还有分析周期较长、不能测定元素的化学状态和结构等不足之处。

4. 体外放射分析

体外放射分析是指在体外条件下，以放射性核素标记的抗原、抗体或受体的配体为示踪剂，以结合反应为基础，以放射性测量为定量方法，对微量物质进行定量分析的一类技术的总称，包括放射免疫分析、免疫放射分析、受体放射分析等。

三、方法学特点

由于放射性核素能够自发衰变，而射线探测仪器具有很高的灵敏度，可以对示踪物分子上的核素衰变过程所释放出的射线进行有效测量，因此放射性核素示踪技术具有以下特点。

1. 灵敏度高

由于射线的特性、放射性测量仪器的检测能力，以及标记化合物的比放射性可以很高，在以放射性核素为示踪物时，可以精确地探测出极微量的物质，一般可达到 10^{-18}～10^{-14} g 水平，即能从 10^{14}～10^{18} 个非放射性原子中查出一个放射性原子，而迄今最准确的化学分析法很难达到 10^{-12} g 水平，这对于研究体内或体外微量物质的含量具有特殊价值。例如，1 Ci（1 Ci = 3.7×10^{10} Bq）的 ^{32}P 仅有 3.52 μg，即 3.52×10^{-6} g，而放射性测量仪器可以精确地测出 10^{-9} Ci 或更弱的放射性，也就是对于 ^{32}P 来说，其灵敏度可达 10^{-15} g 数量级。

2. 方法相对简便、准确性较好

由于测定对象是核射线，而示踪剂中放射性核素放出的射线不受其他物理和化学因素（如温度、pH 等）的影响，同时放射性测量受到反应体系中其他非放射性杂质的干扰很轻，省去了许多可能导致误差的分离、提纯等步骤，减少了待测物化学量的损失，这不仅简化了实验程序，而且提高了实验结果的可靠程度，可以获得较好的准确性。

3. 合乎生理条件

应用放射性示踪剂，可使用生理剂量乃至更微小的示踪剂量来研究物质在整体中的变化规律。由于这类方法灵敏度高，所需化学量极小，不致扰乱和破坏体内生理过程的平衡状态，可以在生物机体或培养细胞体系的完整无损的条件下进行实验，属于非破坏性实验方法，因此反映的是被研究物质在生理剂量和原有生理状态下的代谢和变化，所得结果更接近于真实情况。

4. 定性、定量与定位研究相结合

放射性核素示踪技术不仅能准确地定量测定和进行动态变化的研究，而且也可以进行定位观察。例如，放射自显影技术可确定放射性标记物在器官或组织标本中的定位和定量分布，并可与电子显微镜技术结合，进行亚细胞水平的定位分析，使功能与结构的研究统一起来；射线具有一定的穿透能力，可以从体外探测到显像剂在人体内的动态分布过程，获得相关脏器和组织的功能结构影像，而这于其他示踪技术而言难以实现。

5. 与放射有关的特殊要求

（1）需要专用的实验条件，如专用的放射性实验室、放射性测量仪器、各种放射防护设备和辐射污染监测仪器等，并执行严格的放射性操作程序。

（2）由于放射性核素本身的特点，可能会对实验对象、工作人员产生不同程度的放射性生物效应，因此在建筑设计和预防措施上，都应予以相应的考虑，满足环保的要求。

（3）工作人员必须经过一定的专业培训，尤其是放射防护安全的培训，才可获得放射性工作许可证；在配备 SPECT、PET 等显像设备的医院临床核医学工作人员在操作相应设备前，还须参加岗前培训并获得大型设备上岗证。

第二节 放射性核素显像

放射性核素显像（radionuclide imaging）是根据放射性核素示踪原理，利用放射性核素或其标记化合物在体内代谢分布的特殊规律，从体外获得脏器和组织功能结构影像的一种核医学技术。用于脏器、组织或病变显像的放射性核素或其标记化合物被称为显像剂（imaging agent）。放射性核素显像技术作为临床核医学的重要组成部分，其发展主要取决于显像剂和显像设备的不断进步。

一、显像原理

脏器和组织显像的基本原理是放射性核素的示踪作用：不同的放射性核素显像剂在体内有其特殊的分布和代谢规律，能够选择性聚集在特定的脏器、组织或病变部位，使其与邻近组织之间的放射性分布形成一定程度浓度差；而显像剂中的放射性核素可发射出具有一定穿透力的 γ 射线，可用放射性测量仪器在体外探测、记录到这种放射性浓度差，从而在体外显示出脏器、组织或病变部位的形态、位置、大小及脏器功能变化。在短时间内自动连续成像，或者在一定时间内多次显像，可以获得特定脏器、组织的系列图像，通过计算机处理可计算出特定区域的时间-放射性曲线（time-activity curve，TAC）及相应的参数，从而对其进行定量分析，将定位和定性诊断与定量分析有机地结合起来。

二、显像剂定位机制

放射性核素显像是建立在脏器组织和细胞对显像剂代谢或特异性结合的基础之上，与其他以解剖学改变为基础的影像学技术在方法学上有本质的区别。不同脏器的显像需要不同的显像剂，并且同一脏器的不同功能或不同的显像目的也需要使用不同的显像剂，可以认为核医学的影像实际上就是反映该脏器或组织特定功能的显像图。不同的显像剂在特定的脏器、组织或病变部位中选择性聚集的机制很多，概括起来主要有以下 8 种类型。

1. 合成代谢

脏器和组织的正常代谢或合成功能需要某种元素或一定的化合物，若将该元素的放射性同位素或放射性核素标记特定的化合物引入体内，可被特定的脏器和组织选择性摄取。例如，甲状腺具有选择性摄取碘元素用以合成甲状腺激素的功能。利用放射性 ^{131}I 作为示踪剂，根据甲状腺内 ^{131}I 分布的影像可判断甲状腺的位置、形态、大小，以及甲状腺结节的功能状态。胆固醇是合成肾上腺皮质激素的共同前身物，能被肾上腺皮质细胞摄取，其摄取的数量和速度与皮质功能相关，因此放射性核素标记的胆固醇（如 ^{131}I-6-IC）或胆固醇类似物可用于肾上腺皮质显像；^{18}F 标记的脱氧葡萄糖（^{18}F-2-fluoro-2-deoxy-glucose，^{18}F-FDG）与一般葡萄糖一样，可被心肌细胞、脑神经细胞和肿瘤细胞等组织作为能源物质摄取，但却不能被其利用而在细胞内聚集，可以用正电子发射计算机断层显像观察和分析心肌、脑灰质和肿瘤的葡萄糖代谢状况。

2. 细胞吞噬

单核-巨噬细胞具有吞噬异物的功能，将放射性胶体颗粒（如 ^{99m}Tc-硫胶体）经静脉注入体内，将作为机体的异物被单核-巨噬细胞系统的巨噬细胞所吞噬，常用于富含单核-巨噬细胞的组织（如肝、脾和骨髓）的显像。放射性胶体在脏器内的分布主要随胶体颗粒的大小而异，通常小于 20 nm 的颗粒在骨髓中的浓集较多；中等大小的颗粒主要被肝的库普弗细胞（Kupffer cell，KC）吞噬；大颗粒（500～1 000 nm）主要浓集于脾。淋巴系统具有吞噬、输送和清除外来物质的功能。将放射性标记的微胶体或右旋糖酐（如 ^{99m}Tc-右旋糖酐）注入皮下或组织间隙后，其可迅速随淋巴液经毛细淋巴管进入淋巴回流系统，通过显像可以了解相应区域淋巴管的通畅情况和引流淋巴结的分布情况。

3. 循环通路

一些显像剂进入血管、蛛网膜下腔或消化道等生理通道时既不被吸收也不会渗出，仅借此解剖通道通过，经动态显像可获得显像剂流经该通道及有关脏器的影像。例如，经静脉“弹丸”式快速注入放射性药物后，它依序通过腔静脉、右心房、右心室、肺血管床、左心房、左心室、升主动脉、主动脉弓而达到降主动脉，用以判断是否存在心及大血管的畸形等先天性心血管疾病和某些获得性心脏疾患；如果以放射性核素标记的某些血液成分（如 ^{99m}Tc-RBC）为显像剂，静脉注射后经过与血液的充分混合，可均匀分布于血管内，可以显示心、肝、胎盘等脏器的血池分布情况（血池显像）；静脉注射大于红细胞直径（大于 10 μm）的颗粒型显像剂（如^{99m}Tc-MAA），将随血液循环流经肺毛细血管前动脉和毛细血管床，暂时性嵌顿于肺微血管内，可以观察肺的血流灌注情况；将放射性药物（如^{99m}Tc-DTPA）经腰椎穿刺注入蛛网膜下腔，显像剂将进入脑脊液循环，蛛网膜下腔间隙相继显影，可以测得脑脊液流动的速度、通畅情况及脑脊液漏的部位；不被胃黏膜吸收的被放射性显像剂（如^{99m}Tc-DTPA）标记的食物摄入胃内后，经胃的蠕动传送而有规律地将其从胃内排入肠道中，通过动态显像可以了解胃排空功能。

4. 选择性浓聚

病变组织对某些放射性药物有选择性摄取浓聚作用，静脉注入该药物后在一定时间内能浓集于病变组织使其显像。例如，^{99m}Tc-焦磷酸盐（^{99m}Tc-PYP）可渗入或结合于急性心梗患者坏死的心肌组织中而不被正常心肌所摄取，据此可进行急性心肌梗死的定位诊断。利用某些亲肿瘤的放射性药物与恶性肿瘤细胞有较高的亲和力，可进行恶性肿瘤的定位、定性诊断。

5. 选择性排泄

肾脏和肝脏对某些放射性药物具有选择性摄取和排泄的功能，这样不仅可显示脏器的形态，还可显示其分泌、排泄的功能状态以及排泄通道的通畅情况。例如，静脉注入经肾小管上皮细胞分泌的放射性药物（如^{99m}Tc-EC，^{99m}Tc-MAG$_3$）或肾小球滤过的放射性药物（如^{99m}Tc-DTPA）后进行动态显像，可以显示肾脏的形态，分泌或滤过功能以及尿路通畅情况；^{99m}Tc-HIDA 及^{99m}Tc-PMT 等显像剂经肝多角细胞分泌至毛细胆管并随胆汁排泄到肠道，可显示肝、胆囊的功能以及胆道通畅情况。此外，分化较好的肝癌细胞亦具有摄取和分泌^{99m}Tc-PMT 的功能，但癌组织无完整的胆道系统，无法将药物排泄到正常胆道系统而呈持续显影，据此可做延迟显影对肝细胞肝癌进行阳性显像。

6. 通透弥散

进入体内的某些放射性药物借助简单的通透弥散作用可使脏器和组织显像。例如，静脉注入放射性^{133}Xe 生理盐水后，放射性惰性气体^{133}Xe 流经肺组织时从血液中弥散至肺泡内，可同时进行肺灌注显像和肺通气显影；某些不带电荷、脂溶性小分子放射性药物（如^{99m}Tc-HMPAO），能透过正常的血脑屏障并较长期地滞留于脑组织，其在脑组织中的聚集量与血流量成正比，据此可进行脑血流显像。

7. 离子交换和化学吸附

骨组织由无机盐、有机物及水组成。构成无机盐的主要成分是羟基磷灰石 $[Ca_{10}(PO_4)_6(OH)_2]$ 晶体，占成人骨干重的 2/3，有机物主要是骨胶原纤维和骨粘连蛋白等。^{85}Sr 和^{18}F 分别是钙离子和氢氧根的类似物，可与骨羟基磷灰石上的钙离子和氢氧根进行离子交换，使晶体含量丰富的骨骼显像。^{99m}Tc 标记的膦酸盐类化合物（如^{99m}Tc-MDP）主要吸附于骨的无机物中，少量与有机物结合，可使骨骼清晰显像；未成熟的骨胶原对^{99m}Tc 标记的膦酸化合物的亲和力高于羟基磷灰石晶体，并且非晶形的磷酸钙的摄取显著高于成熟的羟基磷灰石晶体，因此成骨活性增强的区域显像剂摄取明显增加。

8. 特异性结合

某些放射性核素标记化合物具有与组织中特定的分子结构特异性结合的特点，可使组织显影，从而达到特异性的定位和定性诊断的目的。例如，利用放射性核素标记某些受体的配体作为显像剂，引入机体后能与相应的受体特异性结合，可以了解受体的分布部位、数量（密度）和功能等，称为放射受体显像（radioreceptor imaging）；利用放射性核素标记的抗体或抗体片段与体内相应抗原特异性结合，可使富含该抗原的病变组织显影，称为放射免疫显像（radioimmunoimaging，RII）；利用放射性核素标记的反义寡核苷酸可与相应的 mRNA 或 DNA 链的基因片段互补结合，进行反义显像和基因显像。

由此可见，放射性核素显像反映了脏器和组织的生理和病理生理变化，更侧重的是从功能的角度来观察脏器和组织的结构变化，属于功能结构影像。从医学影像学的发展趋势来看，已从过去的强调速度和分辨率朝着功能和分子影像方向迈进，而核医学影像的本质就是功能影像，在这方面核医学已占据先利之便。

三、显像类型与特点

放射性核素显像的方法很多，从不同的角度出发可以分为不同的类型。

（一）根据影像获取的状态分为静态显像和动态显像

1. 静态显像

当显像剂在脏器内或病变处的分布处于稳定状态时进行的显像被称为静态显像（static imaging）。这种显像允许采集足够的放射性计数用以成像，故所得影像清晰而可靠，适合于详细观察脏器和病变的位置、形态、大小和放射性分布。

2. 动态显像

在显像剂引入体内后，迅速以设定的显像速度动态采集脏器的多帧连续影像或系列影像，被称为动态显像（dynamic imaging）。显像剂随血流流经和灌注脏器、被脏器不断摄取和排泄、在脏器内反复充盈和射出等过程，造成脏器内的放射性在数量上或在位置上随时间而变化。利用计算机感兴趣区（region of interest，ROI）技术可以提取每帧影像中同一个感兴趣区域内的放射性计数，生成时间-放射性曲线，进而计算出动态过程的各种定量参数。通过各种参数定量分析脏器和组织的运动或功能情况，是核医学显像的一个突出特点。

为了进一步提高诊断效能，可将动态显像与静态显像联合进行，先进行动态显像获得局部灌注和血池影像，间隔一定的时间后再进行静态显像，这被称为多相显像（multi-phase imaging）。例如，静脉注射骨骼显像剂后先进行动态显像获得局部骨骼动脉灌注和病变部位血池影像，延迟 3 h 再进行显像得到反映骨盐代谢的静态影像，称为骨骼三相显像。

（二）根据影像获取的部位分为局部显像和全身显像

1. 局部显像

仅限于身体某一部位或某一脏器的显像被称为局部显像（regional imaging）。这种方法一般使用较大的采集矩阵（如 256×256 或 512×512），得到的信息量大，图像清晰，分辨率较高，在临床上最为常用。

2. 全身显像

利用放射性探测器沿体表做匀速移动，从头至足依序采集全身各部位的放射性，将它们合成为一幅完整的影像，被称为全身显像（whole body imaging）。注射 1 次显像剂即可完成全身显像是放射性核素显像的突出优势之一，可在全身范围内寻找病灶，并且有利于对机体不同部位或对称部位放射性分布的比较分析，常用于全身骨骼显像、全身骨髓显像、探寻肿瘤或炎性病灶等。

（三）根据影像获取的层面分为平面显像和断层显像

1. 平面显像

将放射性探测器置于体表的一定位置采集脏器或组织放射性影像的方法称为平面显像（planar imaging），所得影像被称为平面影像。平面影像是脏器或组织的某一方位在放射性探测器的投影，它是由脏器或组织在该方位上各处的放射性叠加所构成。叠加的结果可能掩盖脏器内局部的放射性分布异常，为弥补这种不足，常采用前位、后位、侧位和斜位等多体位显像的方法，达到充分暴露脏器内放射性分布异常的目的。尽管如此，对较小的，尤其是较深的病变仍不易发现。

2. 断层显像

用可旋转的或环形的探测器，在体表连续或间断采集多体位平面影像数据，再由计算机重建成为各种断层影像的方法称为断层显像（tomographic imaging）。断层显像在一定程度上避免了放射性的重叠，能比较正确地显示脏器内放射性分布的真实情况，有助于发现深在结构的放射性分布的轻微异常，检出较小的病变，并可进行较为精确的定量分析，是研究脏器局部血流量和代谢率必不可少的方法。

（四）根据影像获取的时间分为早期显像和延迟显像

1. 早期显像

显像剂注入体内后 2 h 以内所进行的显像称为早期显像（early imaging），此时主要反映脏器血流灌注、血管床和早期功能状况。常规显像一般采用这类显像。

2. 延迟显像

显像剂注入体内后 2 h 以后，或在常规显像时间之后延迟数小时至数十小时进行的再次显像称为延迟显像（delay imaging）。一些病变组织由于细胞吸收功能较差，早期显像血液本底较高，图像显示不满意，易误诊为阴性结果。通过延迟显像可降低本底，给病灶足够时间吸收显像剂，以改善图像质量，提高阳性检出率。有时是显像剂被靶组织摄取缓慢，而周围的非靶组织的清除也较慢，需要足够的时间让显像剂从非靶组织中洗脱，以达到理想的靶与非靶比值。例如，^{99m}Tc-MIBI 可同时被正常甲状腺组织和功能亢进的甲状旁腺病变组织所摄取，但两种组织对显像剂的清除速率不同。静脉注射 ^{99m}Tc-MIBI 后 15～30 min 采集的早期影像主要显示甲状腺组织，2～3 h 再进行延迟显像，甲状腺影像明显减淡，而功能亢进的甲状旁腺病变组织显示明显。

（五）根据病变组织对显像剂摄取与否分为阳性显像和阴性显像

1. 阳性显像

一些显像剂主要被病变组织摄取，而正常组织一般不摄取或摄取很少，在静态影像上病灶组织的放射性比正常组织高而呈"热区"改变，被称为阳性显像（positive imaging）或热区显像（hot spot imaging），如心肌梗死灶显像、亲肿瘤显像、放射免疫显像等。通常阳性显像又分为特异性与非特异性两种类型，其敏感性要高于阴性显像。

2. 阴性显像

大多数显像剂主要被有功能的正常组织摄取，而病变组织基本上不摄取。在静态影像上表现为正常组织器官的形态，而病变部位呈放射性分布稀疏或缺损，这被称为阴性显像（negative imaging）或冷区显像（cold spot imaging）。临床上的常规显像，如心肌灌注显像、肝胶体显像、甲状腺显像等，均属此类型。

（六）根据显像剂摄取时机体的状态分为静息显像和负荷显像

1. 静息显像

当显像剂引入人体或影像采集时，受检者在没有受到生理性刺激或药物干扰的安静状态下所进行的显像，被称为静息显像（rest imaging）。

2. 负荷显像

受检者在药物或生理性活动干预下所进行的显像被称为负荷显像（stress imaging），又被称为介入显像（interventional imaging）。借助药物或生理刺激等方法增加某个脏器的功能或负荷，通过观察脏器或组织对刺激的反应能力，可以判断脏器或组织的血流灌注储备功能，并增加正常组织与病变组织之间放射性分布的差别，有利于发现在静息状态下不易观察到的病变，从而提高显像诊断的灵敏度。临床检查时常用的负荷方法有运动负荷试验、药物负荷试验和生理性负荷试验。

（七）根据显像剂发出射线的种类分为单光子显像和正电子显像

1. 单光子显像

使用探测单光子的显像仪器（如 γ 照相机、SPECT）对显像剂中放射性核素发射的单光子进行的显像，被称为单光子显像（single photon imaging），是临床上最常用的显像方法。

2. 正电子显像

使用探测正电子的显像仪器（如 PET、符合线路 SPECT）对显像剂中放射性核素发射的正电子进行的显像，被称为正电子显像（positron imaging）。需要指出的是，用于正电子显像的仪器探测的并非正电子本身，而是正电子产生湮没辐射时发出的一对能量相等（511 keV）、方向相反的光子。正电子显像主要用于代谢、受体和神经递质显像。

应当特别强调的是，核医学显像方法很难用一种简单的方式进行分类，上述分类只是为了便于描述和比较的方便，仅具有相对意义，事实上同一种显像方法从不同的角度出发，可以分成不同的类型。例如，口服^{131}I 后 24 h 所进行的甲状腺显像，既是一种静态显像，也可以算是局部显像、平面显像或静息显像。

四、图像分析要点

核医学显像是以脏器和组织的生理、生化和病理生理变化为基础，以图像方式显示放射性示踪剂在某一器官、组织或病变部位的分布、摄取、代谢和排出过程，可观察到细胞、分子，甚至基因水平的变化，综合地反映器官功能和形态的改变。因为组织功能的复杂性决定了核医学影像的多变性，所以对于核医学图像的分析判断，必须掌握科学的思维方法，运用生理、生化和解剖学知识，排除各种影响因素的干扰，并密切结合临床表现及其他影像学方法的结果，对所获得图像的有关信息进行正确分析，这样才能得出符合客观实际的结论，避免出现人为的诊断失误。对于核医学图像进行分析判断应注意以下几个方面。

（一）图像质量的基本要求

进行图像分析首先应当对已获得的核医学图像质量有一个正确的评价。按照严格的显像条件和正确的方法进行图像采集和数据处理，是获得高质量图像的基本保证。一个良好的图像应符合被检器官图像清晰、轮廓完整、对比度适当、病变部位显示清楚、解剖标志准确及图像失真度小等要求。可能影响到图像质量的因素是多方面的，如放射性示踪剂的放射化学纯度、显像时间、受检者的体位、采集的放大倍数和矩阵大小、计算函数的选择等。对不符合质量标准的图像要及时分析原因并进行复查。基于某种原因不能复查者，在进行图像分析时要认真考虑到这些机械的或人为的误差对图像的临床评价带来的影响，以免得出错误的结论。

（二）正常图像的认识

认识和掌握正常图像的特点是识别异常、准确诊断的基本条件。核医学图像中所表现出的脏器和组织的位置、形态、大小和放射性分布，都与该脏器和组织的解剖结构和生理功能状态有密切关系。一般来说，实质性器官的位置、形态、大小，与该器官的体表投影非常接近，放射性分布大致均匀，较厚的组织显像剂分布相对较浓密。例如，在甲状腺显像中，正常甲状腺呈蝴蝶形，分为左、右两叶，其下 1/3 处由峡部相连，两叶显像剂分布均匀，峡部及两叶周边因组织较薄，显像剂分布较两叶的中间部分略为稀疏。另外，还应当把脏器形态和位置的正常变异与病理状态严格区分开来，如果把正常变异误认为是异常病变，可导致假阳性。例如，大多数正常肝脏呈三角形，但 30% 的肝脏呈其他形状，正常变异的类型可达 38 种；部分正常的甲状腺可见锥体叶。如果不了解这些情况，很容易出现误诊。

对于断层图像，首先应正确掌握不同脏器断面影像的获取方位与层面。例如，对于大多数器官的断层是取横断面、矢状面、冠状面，而对于心脏，由于心脏的长轴、短轴与人体躯干的长轴、短轴不相一致，其差异又因人而异，故心脏断层显像时分别采用短轴、水平长轴和垂直长轴的断层方法。另外，还需要对各断层面的影像分别进行形态、大小和放射性分布及浓聚程度的分析。

（三）异常图像的分析要点

核医学方法所获得的图像最常见的有静态平面图像、动态图像和断层图像等类型，对于不同的图像类型应从不同的角度进行分析判断。

1. 静态图像分析要点

（1）位置。注意被检器官与解剖标志和毗邻器官之间的关系，确定器官有无移位、异位或反位。

（2）形态大小。受检器官的外形和大小是否正常，轮廓是否清晰，边界是否完整。如果器官失去正常形态，在排除了正常变异后还应判明其是受检器官内部病变所致，还是器官外邻近组织的病变压迫所致。

（3）放射性分布。一般是以受检器官的正常组织放射性分布为基准，比较判断病变组织的放射性分布是否增高或降低（稀疏）、缺损。

（4）对称性。分析脑、骨骼等对称性器官的图像时，应注意两侧相对应的部位放射性分布是否一致。

2. 动态图像分析要点

除了上述要点，还应注意以下两点：

（1）显像顺序。观察显像顺序是否符合正常的血流方向和功能状态，如心血管的动态显像应按正常的血液流向，即上（下）腔静脉、右心房、右心室、肺、左心房、左心室及主动脉等腔道依次显影。如果右心相时主动脉或左心室过早出现放射性充填，提示血液有由右至左的分流；若左心室显影后右心室影像重现，双肺持续出现放射性，则提示存在着血液由左至右的分流。

（2）时相变化。时相变化主要用于判断受检器官的功能状态，影像的出现或消失时间超出正常规律时（如影像出现时间延长、缩短或不显影等），提示被检器官功能异常。例如，肝胆动态显像时，如果肝胆显影时间延长，肠道显影明显延迟，提示肝胆系统有不完全梗阻；若肝脏持续显影，肠道一直不显影，则表明胆道系统完全性梗阻。

3. 断层图像分析要点

断层图像的分析判断较之平面图像要困难得多，必须在充分掌握正常断层图像的基础上进行判断。单一层面的放射性分布异常往往不能说明什么问题，若连续 2 个以上层面出现放射性分布异常，并且在两个以上断面的同一部位得到证实，则提示病变的可能。

（四）影响图像质量的常见原因

因为所有的核医学显像都是基于显像仪器对视野内放射性核素的探测，所以任何改变显像剂性质和分布状态的因素，都可能造成图像的异常，而这种异常与受检者的生理与病理状态无关，即出现伪影或图像质量下降。引起图像伪影和图像质量下降的原因甚多，大体可以分为以下四个方面。

1. 来自放射性核素显像剂的原因

（1）制剂不当。使用锝标化合物时，一般是从钼-锝发生器中淋洗出游离 $^{99m}TcO_4^-$ 加以标记，安瓿中还原剂的含量会对标记结果产生影响。经常使用的还原剂是二价锡 Sn^{2+}，如含量过少，就会导致过锝酸根离子量增多，可在唾液腺、甲状腺、胃等处出现核素分布；相反，则出现过多的锝胶体聚集在肝脏、脾脏、网状内皮系统内。为便于 ^{67}Ga 溶于水，其内含有枸橼酸盐成分，若此成分过多，则显像剂在骨骼的亲和力要超过肿瘤和炎症病灶。

（2）配制方法的错误。标记液容量过大时，需要的标记时间长，标记率会降低。例如，标记 DMSA 时，若采用 2 mL $^{99m}TcO_4^-$ 淋洗液标记，15 min 标记率可达 95% 以上；但体积为 10 mL 时，15 min 时标记率仅为 70%。标记白细胞、血小板时，若细胞或血小板浓度过低，标记率也降低。

（3）标记核素本身质量不佳。连续数日不用的钼-锝发生器内含有多量的 ^{99m}Tc，如周末未用，下周一淋洗得到的 $^{99m}TcO_4^-$ 淋洗液中也含有多量的 ^{99m}Tc，用这样的淋洗液进行标记，通常标记率较低。

（4）其他的放射性药物成分的混入。在药品的标记或注射时使用已用于调制其他药品的注射器或针头，会使标记率下降，药物变性。例如，用调制过骨显像剂的注射器或针头再标记依莎美肟注射液时，安瓿内的 HMPAO 变成异构体，标记率下降，脑内核素分布降低，图像质量下降。

2. 来自受检者的原因

（1）被检者体位移动。平面显像、断层显像过程中，如果被检者体位发生移动，不仅会产生伪影降低图像质量，也会在断层显像时产生局限性的热点或缺损。检查时要做适当的固定，叮嘱患者检查过程中不要移动身体，对幼儿或精神性疾病患者还应根据情况给予镇静剂或催眠剂。

（2）吸收衰减带来的伪影。男女体形及肥胖程度的不同会对正常影像造成影响，有时会被误认为异常。如乳腺癌患者乳房切除术后行骨显像时，切除侧的肋骨由于软组织较薄，会显得核素分布略增浓；乳房引起的衰减会造成前壁心肌的核素分布降低，尤其是在 ^{201}Tl 显像时，由于其能量较低，这种衰减伪影更为明显。

（3）被检者体内外异物造成的伪影。患者衣服上的饰品（如皮带钩、纽扣、项链、宝石或放在口袋内的硬币等），体内的植入物（如起搏器、人工骨、义齿、乳房内的假体），胃肠检查时残留的钡剂等，都会引起射线的异常衰减，产生低放射性伪影。

（4）散射引起的伪影。在某一部位若有过量的核素存在，或注射显像剂漏出血管，对周围组织产生的散射可产生伪影。

（5）核素污染引起的伪影。注射部位若有药液漏出，可形成局部热点；若皮下有大量漏出，可造成引流淋巴结内出现显像剂分布；准直器、扫描床、患者衣服及皮肤若沾有放射性的尿液、唾液、泪液、汗液，也会呈现"热点"，容易被误认为是异常表现。

（6）前次核素检查体内残留放射性的影响。短时间内进行两种或两种以上的核素显像检查时，若对前次放射性药物的物理半衰期、生物半衰期考虑不足，会产生意想不到的伪影。

3. 来自仪器的原因

（1）探头均匀性降低。晶体、光电倍增管、电子学线路的故障都可引起均匀性降低，特别是 SPECT 断层显像时，容易产生环形伪影，因此日常的均匀度校正尤为重要。

（2）旋转中心偏离。SPECT 断层显像时，若探头旋转中心发生偏离，依其程度及方向的不同会产生特有的伪影。

（3）检查过程中电压变化。工作电压是否稳定直接影响着系统的均匀性、分辨率和线性度，检查过程若如电压发生改变，依其性质的不同会产生各种伪影。

4. 来自显像技术方面的原因

（1）准直器选择不当。如所装的准直器与所采集光子的能量不匹配，会产生各种伪影。例如，行 ^{201}Tl 和 ^{99m}Tc 等低能核素显像时，若装上了高能准直器，则可见准直器的隔栅影。反之，高能核素显像时装配了低能准直器，光子易透过准直器的隔栅，导致图像质量下降。

（2）能窗设定不当。能窗的设定值与所采集的光子能量不匹配时，会引起图像质量降低。

（3）采集计数不足或过多。采集到足够的放射性计数是获得高分辨率图像的前提条件。如果计数过低，信噪比下降，分辨率降低；但是计数过多，最高计数的像素处会产生"溢出"现象，使真正的计数无法显示而产生伪影。

（4）不正确的图像采集时间。每种检查都会依据显像剂在体内不同的动力学变化情况，确定图像开始采集的最佳时间，如果采集过早开始，血本底过高，靶与非靶的比值小，影像显示不清。

（5）数据处理方面的原因。滤波截止频率的选择对重建后的图像质量有很大影响：截止频率过低（截去高频较多）使影像平滑，但降低分辨率；截止频率过高使影像呈涨落很大的花斑样，同样会降低分辨率。

（五）密切结合临床进行分析判断

核医学影像如同其他影像学方法一样，图像本身一般并不能直接提供的疾病诊断和病因诊断，除了密切联系生理、病理和解剖学知识，还必须结合临床相关资料及其他相关检查结果进行综合分析，才能得出较为符合客观实际的结论，否则会造成某些人为错误。

五、核医学影像与其他影像的比较

放射性核素显像是常用的医学影像技术之一，由于它的显像原理是建立在器官组织血流、功能和代谢变化的基础之上，因此与CT、MRI和超声等主要建立于解剖结构改变基础上的影像学方法相比，放射性核素显像有以下显著特点。

1. 有助于疾病的早期诊断

放射性核素显像不仅显示脏器和病变的位置、形态、大小等解剖结构，更重要的是，从细胞或分子水平提供有关脏器、组织和病变的血流、代谢等方面的信息，甚至是化学信息，可以在疾病的早期尚未发生形态结构改变时对疾病做出早期诊断。例如，大多数短暂性脑缺血发作患者已出现持续性低血流灌注情况，但缺血区域并未形成明显的结构变化，此时行局部脑血流断层显像可显示病变部位显像剂分布明显减少，而CT和MRI常常不能显示异常；肿瘤组织在发生骨转移后，核素骨显像可见病变部位有明显的骨质代谢活跃病灶，而X线检查往往要在数月后病变部位发生明显的骨钙丢失时才能发现病理改变。因此，放射性核素显像有助于疾病的早期诊断，并广泛应用于脏器代谢和功能状态的研究。

2. 可用于定量分析

放射性核素显像具有多种动态显像方式，使脏器、组织和病变的血流和功能等情况得以动态显示，根据系列影像的相关数据可计算出多种功能参数进行定量分析，不仅可与静态显像相配合提供疾病更为早期的表现，而且有利于疾病的随访观察和疗效评价。

3. 具有较高的特异性

放射性核素显像可根据显像目的、要求，选择某些脏器、组织或病变特异性聚集的显像剂，所获取的影像常具有较高的特异性，可显示诸如受体、肿瘤、炎症、异位组织及转移性病变等组织影像，而这些组织的病变单靠形态学检查常常难以确定，甚至是根本不可能显示。例如，在神经系统疾病的受体研究中，放射性核素受体显像是目前唯一可行的影像学方法。

4. 安全、无创

放射性核素显像基本上采用静脉注射显像剂，然后进行体外显像，属于无创性检查；显像剂的化学量甚微，不会干扰机体的内环境，过敏和其他毒副反应极少见；受检者的辐射吸收剂量低于同部位的 X 线检查。因此，放射性核素显像是一种很安全的检查，符合生理要求，适用于随访观察。

5. 对组织结构的分辨率不及其他影像学方法

与以显示形态结构为主的 CT、MRI 和超声检查相比较，核医学图像的主要的缺陷是信息量小，图像分辨率低，这是由于方法学本身的限制。出于安全使用放射性核素的考虑，显像剂的使用剂量（放射性活度）受到一定的限制，而且注入人体的放射性核素发出的射线只有极少一部分被用于显像，在单位面积上的光子通量是 CT 的 $1/10^4 \sim 1/10^3$，成像的信息量不是很充分，加之闪烁晶体固有分辨率的限制，使影像的清晰度较差，对细微结构的精确显示远不及 CT、MRI 和超声检查。

核医学显像与 CT、MRI、超声同属医学影像技术，它们的显像原理、技术优势和应用范围各有不同，在可以预见的数十年里，都不可能出现一种技术完全取代另一种技术的情况。在临床上，应根据需要适当联合应用功能性显像和形态学显像，获得最为全面而必要的信息，以对疾病做出早期、准确的诊断，为及时而正确的治疗以及疗效评价提供帮助。以 PET/CT、SPECT/CT、PET/MRI 等为代表的多模式显像技术的出现，真正实现解剖结构影像与功能/代谢/生化影像的实时融合，成为影像医学的发展方向。

参 考 文 献

[1] 白人驹，张雪林. 医学影像诊断学 [M]. 3 版. 北京：人民卫生出版社，2014.

[2] 陈方满. 放射影像诊断学 [M]. 合肥：中国科学技术大学出版社，2015.

[3] 陈克敏，陆勇. 骨与关节影像学 [M]. 上海：上海科学技术出版社，2015.

[4] 曹厚德，詹松华. 现代医学影像技术学 [M]. 上海：上海科学技术出版社，2016.

[5] 冯晓源. 现代影像学 [M]. 上海：复旦大学出版社，2016.

[6] 郭佑民，陈起航，王玮. 呼吸系统影像学 [M]. 2 版. 上海：上海科学技术出版社，2016.

[7] 高波，吕翠. 神经系统疾病影像诊断流程 [M]. 北京：人民卫生出版社，2014.

[8] 高剑波，郭华，张永高. 实用临床放射和 CT 影像学 [M]. 郑州：郑州大学出版社，2013.

[9] 韩萍，于春水. 医学影像诊断学 [M]. 4 版. 北京：人民卫生出版社，2017.

[10] 李真林，倪红艳. 中华医学影像技术学·MR 成像技术卷 [M]. 北京：人民卫生出版社，2017.

[11] 穆勒，席尔瓦. 胸部影像学 [M]. 史景云，费苛，孙鹏飞，译. 上海：上海科学技术出版社，2015.

[12] 金征宇，龚启勇. 医学影像学 [M]. 3 版. 北京：人民卫生出版社，2015.

[13] 唐光健，奉乃姗. 现代全身 CT 诊断学 [M]. 北京：中国医药科技出版社，2013.

[14] 王新房，谢明星. 超声心动图学 [M]. 5 版. 北京：人民卫生出版社，2016.

[15] 王振常，郭启勇. 中华临床医学影像学·头颈分册 [M]. 北京：北京大学医学出版社，2016.

[16] 韦伯，穆勒，耐迪. 高分辨率胸部 CT [M]. 潘纪戌，胡荣剑，译. 北京：中国科学技术出版社，2017.

[17] 韦伯. 胸部影像学 [M]. 郭佑民，郭顺林，译. 2 版. 北京：科学出版社，2014.

[18] 余建明，石明国，付海鸿. 放射医学技术高级教程 [M]. 北京：中华医学电子音像出版社，2016.

[19] 张嵩. 肺部疾病临床与影像解析 [M]. 北京：科学出版社，2018.

[20] 张雪林. 磁共振成像诊断学 [M]. 北京：人民军医出版社，2013.

[21] 朱光宇. 现代影像学诊断技术与临床应用 [M] 北京：中国纺织出版社，2022.